Das Erbe Hahnemann's

Johannes Ebbers

Das Erbe Hahnemann's

Energetische Naturheilverfahren im 21. Jahrhundert

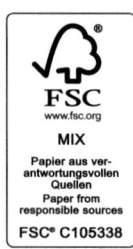

Bibliografische Information der Deutschen Nationalbibliothek:
Die Deutsche Nationalbibliothek verzeichnet diese Publikation in der
Deutschen Nationalbibliografie; detaillierte bibliografische Daten sind
im Internet über http://dnb.d-nb.de abrufbar.

© 2013, Johannes Ebbers
Satz, Umschlaggestaltung, Herstellung und Verlag: BoD-Books on Demand
ISBN: 978-3-8448-9099-0

Inhalt

Prolog

»non inutilis vixi« (*»ich habe nicht vergebens gelebt«*) – Inschrift auf Samuel Hahnemann`s Grab

Samuel Hahnemann (Abb.1) wurde 1755 in Meißen geboren. Während seines langen und unruhigen Lebens wurde er von einer Idee getrieben: »Höchster und einzigster Beruf des Arztes ist es, kranke Menschen gesund zu machen, was man Heilen nennt.« Die Arbeitsmethoden der damaligen Ärzte stießen ihn ab. Drastische Behandlungsmethoden, Aderlässe und Abführmittel richteten bei den Kranken oftmals mehr Schaden als Nutzen an.

1790 formulierte Hahnemann nach einem Selbstversuch mit Chinarinde das so genannte »Ähnlichkeitsprinzip« –Gleiches soll durch Gleiches geheilt werden (»similia similibus curantur«). Wer also zum Beispiel unter einem milden Schnupfen mit scharfen Augentränen leidet, kann dies mit der Küchenzwiebel, welche beim Gesunden dieselben Symptome erzeugt, heilen.

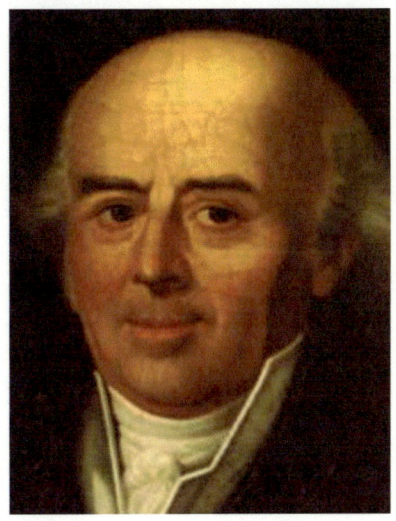

Abb.1. Samuel Hahnemann, 1755-1843, deutscher Arzt und Begründer der Homöopathie (Quelle: Wikipedia)

In den folgenden Jahren entwickelte Hahnemann als zweite Säule der »Homöopathie« (altgriechisch: homoios, ähnlich und pathos, das Leiden) das Prinzip der Potenzierung: durch vielfach wiederholte Verdünnung und gleichzeitige Verschüttelung der Ausgangssubstanzen konnte die an die Materie gebundene Toxizität vermindert und gleichzeitig ihre energetische (»geistartige«) Heilkraft verstärkt werden. (1)

Klar, dass eine ganz am Wirkprinzip der Materie festhaltende »Schulmedizin« (ein von Hahnemann geprägter Begriff!) derartige Vorstellungen heftig ablehnte und bis heute negiert.

Aber obwohl belacht und auch teils heftig bekämpft: die Homöopathie hat sich seither in mehr als zwei Jahrhunderten behauptet und ist weltweit bei Millionen

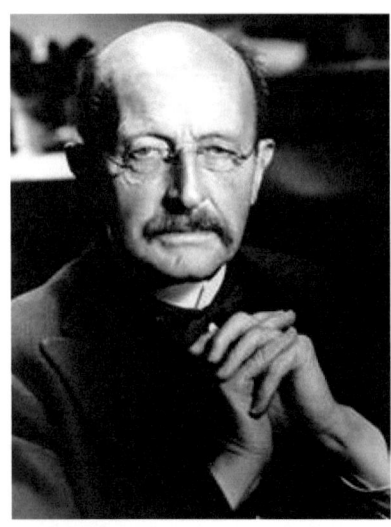

Abb. 2 Max Planck, 1858-1947, deutscher Physiker, Vater der Quantenphysik (Quelle: Wikipedia)

von Menschen populär. Darf man da noch von einer »wirkungslosen Placebo-Medizin« sprechen?

Dieser bis heute nicht gelöste Widerspruch zwischen den augenscheinlichen Erfolgen einer »substanzlosen« Medizin und deren Ablehnung durch eine auf dem Paradigma der Biochemie fußende Schulmedizin beruht auf zwei unterschiedlichen physikalischen Weltbildern:

Hahnemann selbst lebte in einer Zeit, in der die Wissenschaft immer neue Beweise für die einhundert Jahre zuvor von Isaac Newton entwickelte physikalische Theorie der klassischen Mechanik vorlegte: James Watt konstruierte die ersten brauchbaren Dampfmaschinen, Thomas Wright zeigte, dass unsere Sonne nicht der Mittelpunkt des Weltalls, sondern ein Fixstern unter vielen ist, und Antoni van Leeuwenhoek hatte ein Mikroskop gebaut und die ersten Krankheitserreger und Bakterien gefunden. Hahnemann's Ära war eine Epoche der ersten fundamentalen Entdeckungen für eine im 19. und 20.Jahrhundert dominierende materialistisch geprägte Naturwissenschaft.

Und ausgerechnet in dieser Zeit propagierte Hahnemann eine Behandlungsmethode, die ausdrücklich von einer materiell-chemischen Wirkweise abrückte und auf »geistartige« Heilkräfte verwies. Dies musste -und muss auch heute noch- in einer von Newton's klassischer Mechanik geprägten Gesellschaft auf heftigen Widerspruch stoßen.

Erst sechzig Jahre nach Hahnemann's Tod entstand ein neues physikalisches Weltbild, in dem auch Phänomene eine Erklärung finden, die nicht mit unserer Alltagserfahrung in Einklang zu bringen sind. Selbst Albert Einstein, der doch maßgeblich an dieser neuen Physik mitgewirkt hatte, sprach in diesem Zusammenhang von »spukhafter Fernwirkung«.

Der eigentliche Vater dieser neuen physikalischen Theorie jedoch war Max Planck (Abb.2). Seine Experimente mit Licht führten ihn zu dem Schluss, dass Licht, aber auch jegliche sonstige Form von Materie oder Energie stets in Form allerkleinster

Portionen vorkommt. Diese bezeichnete Planck als »Quanten«, und die daraus abgeleitete physikalische Theorie als »Quantenphysik«.

Die Quantenphysik will die Physik der klassischen Mechanik weder als »falsch« darstellen noch verdrängen. Mathematische Berechnungen (das Arbeitsgebiet der »Theoretischen Physik«), Experimente und Beobachtungen zeigen jedoch, dass die Newton`sche Physik nicht in der Lage ist, das Verhalten der Natur im subatomaren Bereich (»Teilchenphysik«) und in kosmischen Dimensionen (»Astrophysik«) ausreichend zu beschreiben.

Vereinfacht gesagt: wenn es sehr klein, sehr groß oder sehr komplex wird, braucht es Quantenphysik!
Der Mensch ist weder sehr groß, noch sehr klein. Aber das, was den Mensch zum Menschen macht ist sehr komplex: das Leben. Deswegen braucht Medizin die Quantenphysik.

Lassen wir Max Planck selbst zu Wort kommen:

»Meine Herren, als Physiker, der sein ganzes Leben der nüchternen Wissenschaft, der Erforschung der Materie widmete, bin ich sicher von dem Verdacht frei, für einen Schwarmgeist gehalten zu werden.

Und so sage ich nach meinen Erforschungen des Atoms dieses: Es gibt keine Materie an sich.

Alle Materie entsteht und besteht nur durch eine Kraft, welche die Atomteilchen in Schwingung bringt und sie zum winzigsten Sonnensystem des Alls zusammenhält. Da es im ganzen Weltall aber weder eine intelligente Kraft noch eine ewige Kraft gibt – es ist der Menschheit nicht gelungen, das heißersehnte Perpetuum mobile zu erfinden – so müssen wir hinter dieser Kraft einen *bewußten intelligenten Geist* annehmen. Dieser Geist ist der Urgrund aller Materie. Nicht die sichtbare, aber vergängliche Materie ist das Reale, Wahre, Wirkliche – denn die Materie bestünde ohne den Geist überhaupt nicht – , sondern der unsichtbare, unsterbliche Geist ist das Wahre! Da es aber Geist an sich ebenfalls nicht geben kann, sondern jeder Geist einem Wesen zugehört, müssen wir zwingend Geistwesen annehmen. Da aber auch Geistwesen nicht aus sich selber sein können, sondern geschaffen werden müssen, so scheue ich mich nicht, diesen geheimnisvollen Schöpfer ebenso zu benennen, wie ihn alle Kulturvölker der Erde früherer Jahrtausende genannt haben: Gott! Damit kommt der Physiker, der sich mit der

Materie zu befassen hat, vom Reiche des Stoffes in das Reich des Geistes. Und damit ist unsere Aufgabe zu Ende, und wir müssen unser Forschen weitergeben in die Hände der Philosophie.« (2)

Damit hatte das Genie Hahnemann`s offenbar intuitiv die Quantenphysik antizipiert, als es eine »geistartige« Arzneiwirkung postulierte. Und diese »geistartige« Arzneiwirkung beruht auf einem physikalischen Konzept, dessen Richtigkeit sich seit Max Planck in zahlreichen Experimenten und Naturbeobachtungen immer wieder als zutreffend erwiesen hat. Ohne Quantenphysik keine Computertechnik, keine Raumfahrt, keine moderne Telekommunikation, kein Internet….

Aber die Quantenphysik ist damit nicht allein Basis der Homöopathie. Neben ihr existieren zahlreiche weitere Behandlungsstrategien, welche von der Schulmedizin stark bezweifelt werden, weil sie nicht ins Konzept der klassischen Newton`schen Physik passen. Zu diesen Methoden zählen beispielsweise die Akupunkturlehre, die Bach Blüten Therapie oder die Behandlung mit Schüssler Salzen.

Auch die uralten Lehren von Geomantie und Geopathie (also den gesundheitlichen Einflüssen energetischer Standortfaktoren) gewinnen vor dem Hintergrund der Quantenphysik eine reale Bedeutung.

Weiterführende Literatur:

1 Hahnemann, Samuel: Organon der Heilkunst, K.F.Haug Verlag (1999)
2 Archiv zur Geschichte der Max-Planck-Gesellschaft, Abt. Va, Rep. 11 Planck, Nr. 1797

1.0 Medizin heute – brauchen wir quantenphysikalische Heilmethoden?

Die Medizin hat enorme Fortschritte gemacht. Die Lebenserwartung der Deutschen ist seit 1840 um 40 Jahre gestiegen. Im Jahre 2010 geborene Jungen haben eine statistische Lebenserwartung von 77 Jahren und vier Monaten, Mädchen von 82 Jahren und sechs Monaten.

Man kann mit dem Erreichten also zufrieden sein.

Aber: im Jahr 2010 haben die gesetzlichen Krankenkassen 30,2 Milliarden Euro für Arzneimittel und Impfstoffe ausgegeben. Diese Ausgaben sind in den vergangenen zehn Jahren um rund 50% gewachsen. (1.0.1)

Die Süddeutsche Zeitung berichtet von 25.000 Toten pro Jahr durch unerwünschte Arzneimittelwirkungen. (Süddeutsche Zei-

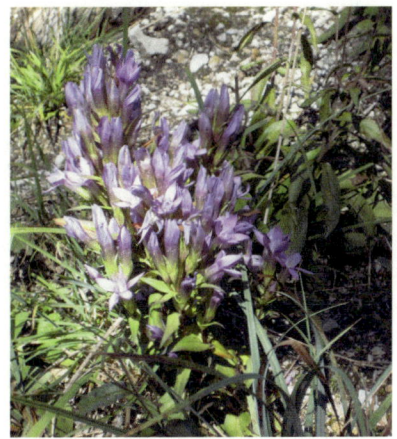

Abb. 1.0.1 Pflanzliche Arzneimittel (hier der blaue Enzian) können eine Alternative zu chemischen Medikamenten darstellen

tung vom 09.11.2007). Und das ist vermutlich nur die Spitze des Eisbergs. Denn hinter jedem Toten steht wahrscheinlich ein Vielfaches an Menschen mit arzneimittelinduzierten Beschwerden und Organschäden.

Die Deutsche Hauptstelle gegen Suchtgefahren schätzt die Zahl der Medikamentenabhängigen in Deutschland auf 250.000 bis 300.000. Sie rangiert damit weit vor der Zahl der Drogenabhängigen.

Sicher ist der Anstieg der Lebenserwartung nicht allein auf den medizinischen Fortschritt zurück zu führen. Sozialer Fortschritt und die allgemeine Verbesserung der Lebens- und Arbeitsbedingen haben vermutlich entscheidende Beiträge geliefert.

Unterstellt man aber, dass die Medizin einen wesentlichen Beitrag zur Verlängerung der Lebenserwartung geleistet hat, so steht fest:

eine medizinische Behandlung, die auf der Anwendung chemischer Arzneimittel beruht, geht mit Risiken für die Gesundheit und hohen Kosten für die Volkswirtschaft einher.

Allein die vielen Todesopfer durch unerwünschte Arzneimittelwirkungen recht-
fertigen den Ruf nach Alternativen zu chemischen Medikamenten. (Abb.1.0.1)
Eine derartige Alternative sollte folgende Voraussetzungen erfüllen:

• gute Wirksamkeit
• Freiheit von Nebenwirkungen
• Unkomplizierte Anwendung
• Gutes Kosten – Nutzenverhältnis

Weiterführende Literatur:

1.0.1 Bertram Häussler, Ariane Höer, Elke Hempel (Hrsg.): Arzneimittel -Atlas 2011 Der Arzneimit-
telverbrauch in der GKV, Urban und Vogel (2011)

2.0 Grundlagen der schulmedizinisch medikamentösen Behandlung

Im Alltag erweist es sich als zweckmäßig, die Grundlagen des praktischen Handelns nicht permanent zu hinterfragen. Wer sich bei einem Schulmediziner behandeln lässt, wird im Normalfall nicht die erkenntnistheoretischen Grundlagen der angewandten Therapiemethode hinterfragen. Er wird auf die Kompetenz des Arztes vertrauen und auf eine baldige Genesung hoffen.

Was man im Allgemeinen nicht mehr hinterfragt und beim Gegenüber als gemeinsame Grundlage des Handelns voraussetzt, nennt man ein Paradigma.

Das Paradigma der Schulmedizin ist die Biochemie. Es herrscht die unausgesprochene Übereinkunft, dass sich Gesundheit und Krankheit in biochemischen Veränderungen manifestieren. Veränderte biochemische Parameter führen zur Diagnose. Die Anwendung chemischer Medikamente bewirkt durch chemische Reaktionen im Organismus eine Normalisierung veränderter biochemischer Parameter. Die Normalisierung dieser biochemischen Parameter wird mit der Wiederherstellung der Gesundheit gleichgesetzt. Diese Vorstellung wurde

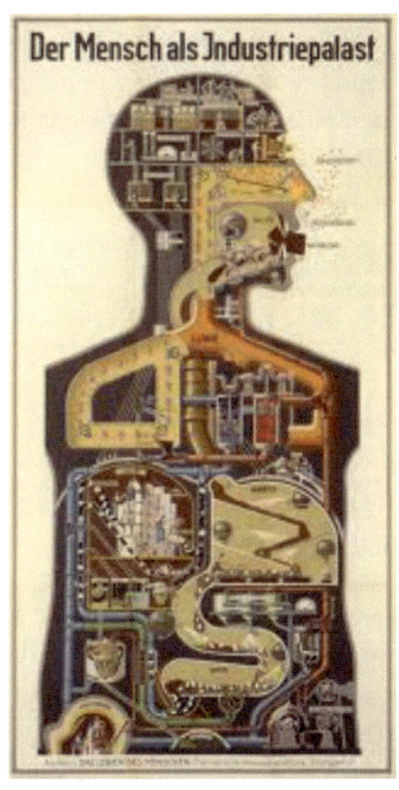

Abb. 2.0.1 Fritz Kahn (1888-1968) Der Mensch als Industrie Palast. Paradigma einer materiell-chemisch orientierten Medizin (Quelle: Deutsches Aerzteblatt)

schon in den zwanziger Jahren des 20.Jahrhunderts von dem deutschen Arzt Fritz Kahn (1888-1968) in Frage gestellt (Abb.2.0.1).

Dennoch ist diese chemische Betrachtungsweise von Gesundheit und Krankheit andererseits auch nicht völlig falsch. Jeder, der die wohltuende Wirkung einer Schmerz- Tablette auf seine Rücken- oder Kopfschmerzen erlebt hat, wird das bestätigen.

Die Probleme beginnen – um beim Beispiel zu bleiben – wenn die Rückenschmerzen nach Ausscheidung des Wirkstoffes zurückkehren. Oder das Arzneimittel als Nebenwirkung zu einer Magenschleimhautentzündung geführt hat.

Damit wird deutlich: bei chronischen Erkrankungen führt die Anwendung chemischer Medikamente zu einer Unterdrückung von Symptomen. Eine Heilung im Sinne der Wiederherstellung einer perfekten Selbstregulation (also Gesundheit) bleibt aus.

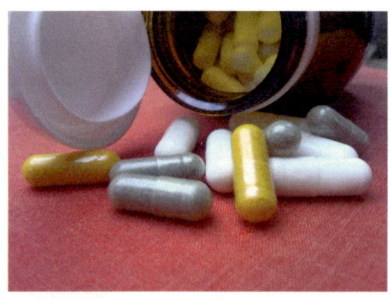

Abb. 2.0.2 Chemische Arzneimittel unterdrücken das Symptom, bis der Körper (im günstigsten Fall!) ein gesundes Gleichgewicht wieder hergestellt hat

Selbst bei akuten Krankheiten, die scheinbar durch chemische Medikamente ausheilen, liegen die Verhältnisse im Grunde anders: das Medikament unterdrückt lediglich die Symptomatik, bis die im Hintergrund ablaufenden Selbstheilungsvorgänge die Gesundheit wieder hergestellt haben.

Das gilt sogar für eine antibiotische Behandlung. Bei oberflächlicher Betrachtung könnte man zunächst argumentieren, dass ein Antibiotikum doch den krankheitsauslösenden Erreger im Sinne einer Ursachenbehandlung beseitigt. Doch bei näherer Betrachtung wird schnell klar: ohne intaktes Immunsystem ist bei einer Infektion auch eine antibiotische Therapie aussichtslos. Das beweisen leider die vielen AIDS-Patienten, die häufig an sogenannten banalen Infektionen (trotz Antibiose!) versterben.

Natürlich ist die Behandlung mit chemischen Arzneien in vielen Fällen unverzichtbar und lebensrettend. Die Intensivmedizin wird lebensbedrohliche Symptome so lange unter Kontrolle halten, bis der Organismus aus eigener Kraft die Gesundheit wieder hergestellt hat.

Und wenn die stofflich-materielle Basis bestimmter Organfunktionen verloren geht, ist eine chemische Substitution zwingend erforderlich. Ein Beispiel: beim Diabetes mellitus gehen die Insulin-produzierenden Zellen in der Bauchspeicheldrüse zugrunde. Dann muss Insulin als chemisches Medikament lebenslänglich substituiert werden. Alternative Behandlungen wären mit dem Leben nicht zu vereinbaren.

Für die meisten anderen chronischen Erkrankungen aber gilt:
Die chemische Arznei wird das Symptom solange unterdrücken, wie ausreichend Chemie im Körper zirkuliert. Auch krankhaft veränderte biochemische Parameter können sich vorübergehend normalisieren. Sobald aber die Chemie ausgeschieden ist, kehren Symptome und pathologische Blutwerte wieder zurück. (Abb.2.0.2)
Dafür muss es Gründe geben. Das Paradigma von der Biochemie als Grundlage von Gesundheit und Krankheit ist nicht falsch, aber offenbar unvollständig.

2.1 Die Biophysik als Grundlage einer regulativen Medizin

Die Grundlagenforschung hat es gezeigt: auch chemische Reaktionen folgen physikalischen Gesetzmäßigkeiten. Chemische Prozesse laufen vergleichsweise langsam ab. Die Steuerung hochkomplexer biologischer Systeme durch chemische Reaktionen allein ist nicht vorstellbar. Der menschliche Organismus besitzt ungefähr 3×10^{12} Zellen. Jede einzelne dieser Zellen steht in einer permanenten Wechselwirkung mit zahllosen Einflüssen der Umwelt. Für eine harmonische Kooperation dieser Zellmasse (ein Zustand, den wir als »Gesundheit« empfinden) ist ein ständiger Informationsaustausch zwischen

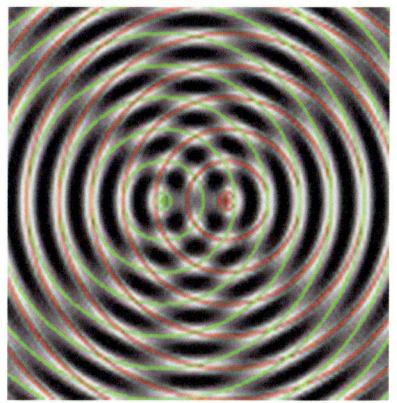

Abb. 2.1.1 Interferenzmuster zweier punktförmiger Quellen (Quelle: Wikipedia)

allen Zellen erforderlich. Die Erfordernisse andauernder Reaktionen auf rasch wechselnde Umweltreize einerseits und eines dauernden Informationsaustausches andererseits benötigen ein hocheffektives Steuerungs- und Regulationssystem. Ein wie auch immer geartetes System chemischer Hormone und Botenstoffe kann dies allein nicht leisten.
Letzten Endes ist nur ein physikalisches Prinzip denkbar, dass mit ausreichender Geschwindigkeit und Präzision diese Aufgabe übernehmen kann: Steuerung und Informationsaustausch auf der Basis elektromagnetischer Schwingungen.
Elektromagnetische Schwingungen erfüllen die notwendigen Voraussetzungen:

sie arbeiten mit Lichtgeschwindigkeit, also mit ausreichender Schnelligkeit. Und sie bieten ein Höchstmaß an Präzision durch die physikalischen Prinzipien der Interferenz und der Resonanz.

Interferenz und Resonanz bedeuten: unter einer Vielzahl von unterschiedlichen Schwingungen treten nur solche miteinander in eine Wechselwirkung, die sich sehr ähnlich oder gleich sind. Ein hochselektives Kommunikationsprinzip, das auch über große Entfernungen funktioniert. (Abb.2.1.1)

Damit kommen jeder der 3×10^{12} Zellen unseres Körpers zwei wichtige Funktionen zu: sie sind Sender und Empfänger zugleich.

Wie soll das funktionieren?

2.2 Elektromagnetische Schwingungen – »Software« biologischer Systeme

Jeder Medizinstudent lernt etwas vom Membranpotential der Körperzellen. Durch gezieltes Hin- und Herpumpen von elektrisch geladenen chemischen Teilchen (Ionen) durch die Zellmembran baut sich ein Spannungsgefälle zwischen dem Zellinneren und der Außenseite auf. Eine erhöhte Konzentration von Kalium-Ionen in der Zelle und Natrium-Ionen an ihrem Äußeren erzeugt eine Spannung von circa 70 mVolt. (Abb. 2.2.1)

Die Zelle selbst schwimmt quasi in einer salzhaltigen Flüssigkeit, dem Interzellular-Raum. Dieser imitiert das Meerwasser, in dem sich evolutionsbiologisch betrachtet jegliches Leben entwickelt hat. Salzhaltige Flüssigkeiten sind elektrisch leitend. Sobald die Zelle also ihr Membranpotential aufgebaut hat, wird sich dieses auch schon wieder in der elektrolytischen Flüssigkeit des Interzellular-Raumes entladen.

Jeder kennt die mythologische Figur des Sisyphos: von den Göttern dazu verdammt, musste Sisyphos einen Felsen wieder und wieder einen Berg hinauf rollen. Wie Sisyphos also muss auch die Zelle mit Hilfe ihrer Kalium-Natrium-Pumpe das Spannungsgefälle immer und immer wieder erzeugen, und zwar mit höchster Geschwindigkeit (Frequenz).

Auch der Zelle fällt diese Sisyphos-Arbeit nicht leicht: sie verbraucht dabei etwa

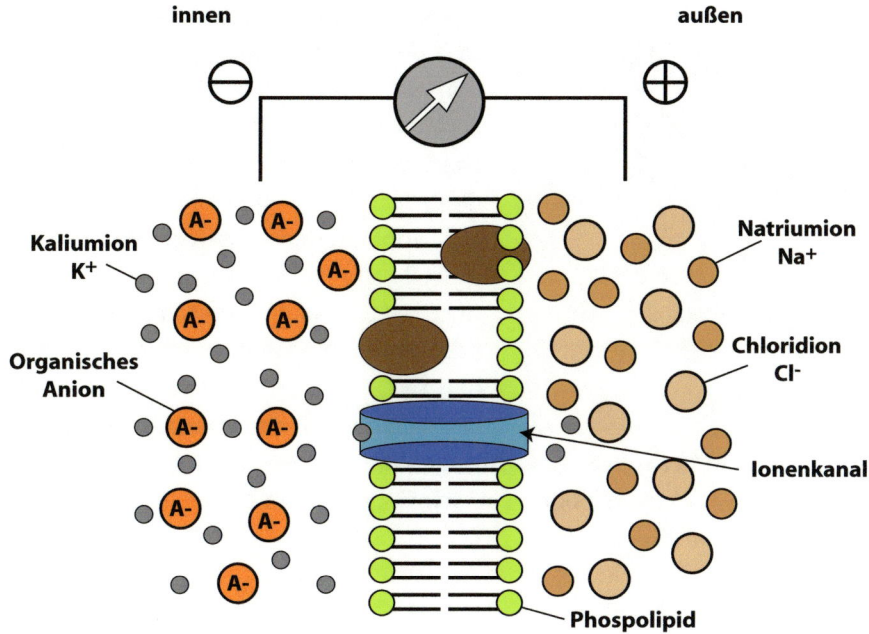

innen   außen

Kaliumion
K+

Organisches
Anion

Natriumion
Na+

Chloridion
Cl-

Ionenkanal

Phospolipid

Abb. 2.2.1 Jede Zelle erzeugt ein rasch fluktuierendes Membranpotential von ca.70 mV

dreißig Prozent ihrer gesamten Energie. Damit kommt dem Membranpotential offenbar eine hohe Bedeutung zu. Da die Natur stets ökonomisch arbeitet, spricht ein derart hoher Energieeinsatz für die Wichtigkeit dieser Zellfunktion.

Tatsächlich entsteht durch das sich immer und immer wieder mit Lichtgeschwindigkeit regenerierende Membranpotential nichts Anderes als eine elektromagnetische Schwingung. Durch Frequenz- und Amplitudenmodulation codiert diese Schwingung – und das ist entscheidend! – für Information.

Es gibt wissenschaftliche Hinweise, dass diese Information durch zusätzliche Schwingungssignale aus dem Zellinneren (DNA) moduliert wird (2.2.1; 2.2.2). Wichtig für das Verständnis an dieser Stelle aber ist, dass jede Körperzelle über elektromagnetische Schwingungen Informationen abgibt, also als **Sender** arbeitet.

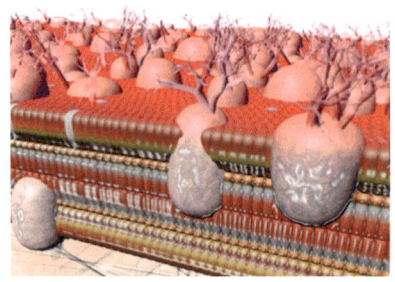

Abb. 2.2.2 Die Fortsätze der Glykokalix können auch als Antennen interpretiert werden

Umgekehrt aber besitzen viele Zellbestandteile durch ihre Geometrie auch die Funktion einer Empfangsantenne. So kann die Glykokalix der Zellmembran–herkömmlicherweise als Werkzeug der Selbsterkennung des Immunsystems interpretiert- auch als Dipolantennen interpretiert werden. (Abb. 2.2.2)

Auch die DNA kann insgesamt als Antenne oder Hohlraumresonator verstanden werden. (2.2.3)

Letztlich hängen die Antenneneigenschaften nicht vom Material, sondern in erster Linie von der geometrischen Ausformung ab. Alles und Jedes beginnt zu schwingen, wenn es mit seiner Eigenfrequenz angeregt wird!

Damit ist jede Körperzelle wiederum gleichzeitig auch ein **Empfänger**. Und so stehen sämtliche Zellen untereinander in einem permanenten gegenseitigen Informationsaustausch. Es ist leicht einsehbar, dass die Aufnahme einer bestimmten Schwingungsinformation über das Interferenz- und Resonanzprinzip zu biologischen Reaktionen in der Zelle selbst, aber auch zu einer Modulation der von der empfangenden Zelle abgestrahlten Schwingungsinformation führen kann.

Funktionsgestörte Zellen senden andere Schwingungssignale als gesunde. Signale aus kranken Zellen rufen in den übrigen Körperzellen via Interferenz andere Reaktionen hervor als normal funktionierende.

Diese Reaktionen können auf die funktionsgestörten Zellen im Sinne einer negativen oder positiven Rückkopplung zurückwirken. Dadurch kann der Erkrankungsprozess in der ursprünglich betroffenen Zelle abgeschwächt oder verstärkt werden.

Auf einer höheren Organisationsebene werden sich die gleichsinnig schwingenden Einzelzell-Informationen zu einer spezifischen Organschwingung verbinden. Derartig kollektiv erzeugte Organschwingungen können mit anderen Organen in Resonanz treten. So kann eine sinnvolle Kooperation der Organe untereinander abgestimmt werden.

Übrigens macht sich auch die Schulmedizin Messungen von organspezifischen Schwingungen zunutze: die Ableitung eines Elektrokardiogramms (EKG) oder der Hirnströme (EEG) stellen Messungen des Summenpotentials dar, welches biolo-

gisch aktive Herzmuskelzellen oder Gehirn-
zellen erzeugen.

Die Summe sämtlicher Organschwingungen erzeugt schließlich eine komplexe Ge-
samtschwingung des Individuums.

Dieses physikalische Schwingungsfeld
ist das, was in der Esoterik seit langem als
Aura bezeichnet wird. Mit geeigneten technischen Verfahren kann die Aura in für das
menschliche Auge sichtbare Lichtschwin-
gungen transformiert werden. Dies gelingt
zum Beispiel mit der Kirlian-Fotografie.
(Abb.2.2.3)

Die elektromagnetischen Schwingungen
auf Zell-, Organ- und Gesamtkörper-Ebene
erfüllen also zwei Funktionen:

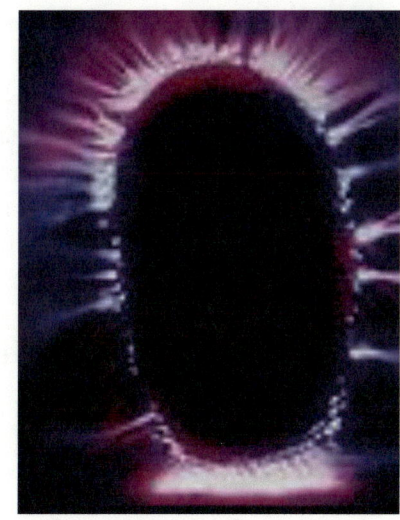

Abb. 2.2.3 Kirlian Fotografie einer
Fingerspitze.Durch Anlegen einer Hoch-
spannung können elektromagnetische
Streufelder sichtbar gemacht werden
(Quelle: Wikipedia)

- Kommunikationsfunktion: jede Zelle des
  Gesamtorganismus ist über den Zustand
  jeder anderen Zelle informiert
- Steuerungsfunktion: jede Zelle nimmt via Interferenz Einfluss auf den Zustand
  jeder anderen Körperzelle.

**Vereinfachend könnte man sagen: die elektromagnetische Schwingung ist
die Software, welche die Hardware des materiellen Körpers steuert.**

Dabei treten der chemisch-materielle Aspekt (»Hardware«) und der biophysika-
lisch-regulative Aspekt (»Software«) miteinander in eine fortwährende Wechselwirkung.

Wird der materielle Aspekt verstört – zum Beispiel durch eine Verletzung oder einen
Krankheitserreger-, löst dies aus biophysikalisch-regulativer Sicht sofort eine Regulationsantwort aus. Der Heilungsprozess einer Wunde wird angeregt, oder eine
Fieberreaktion erzeugt, um den Erreger abzutöten. Geht der materielle Organismus
dadurch wieder in seinen »Soll-Zustand« über und »meldet« dies durch veränderte
elektromagnetische Signale, wird die Regulationsantwort abgeschaltet.

21

Dies wäre die Situation einer *akuten* Krankheit. Die Schulmedizin hätte dabei zum Beispiel ein Antibiotikum verabreicht, um einen Krankheitserreger abzutöten. Dies mag die Selbstregulation durchaus unterstützen, die echte »Heilung« läuft aber im Hintergrund als regulativer Prozess ab. Ohne intakte Selbstregulation ist auch das stärkste Antibiotikum zum Scheitern verurteilt.

Bei einer *chronischen* Erkrankung würde in diesem Modell die Beeinflussung der materiellen Ebene durch chemische Medikamente zwar zu einer kurzfristigen Symptomkontrolle führen. Eine echte Heilung wird aber ausbleiben, weil auf der »Software«-Ebene eine Regulationsblockade vorliegt. Die Regulationsblockade verhindert den regulativen Prozess hin zu einem optimalen Gesundheitszustand. Ohne das »Gegengewicht« des chemischen Medikamentes tritt das Symptom sofort wieder auf.

Akute und chronische Krankheitsverläufe können ineinander übergehen. Eine schwere akute Krankheit –ausgelöst durch eine von außen einwirkende Schädigung- kann die Selbstregulation überlasten, sodass eine Regulationsblockade und ein Übergang in einen chronischen Krankheitsverlauf eintreten.

Umgekehrt kann eine Regulationsblockade und damit ein chronischer Krankheitsverlauf geheilt werden, wenn es gelingt, die Regulation so zu stärken, dass der Selbstheilungsprozess vollständig ablaufen kann.

Damit erklärt sich die Natur einer chronischen Krankheit primär als ein Regulations- bzw. »Software«-Problem.
Daraus lässt sich die Konsequenz ableiten: chronische Krankheiten müssen auf der Ebene der Software, also der elektromagnetischen Schwingungs- und Steuerungsebene des Organismus behandelt werden.

Dazu müssen zwei Voraussetzungen erfüllt sein:

• Das Regulationsproblem muss seiner Art nach identifiziert werden können. Dazu muss es reproduzierbar messfähig sein.
• Das Regulationsproblem muss durch einen Eingriff in das elektromagnetische Feld beseitigt werden.

Weiterführende Literatur:
2.2.1 L V Beloussov, J M Opitz and S F Gilbert: *Life of Alexander G. Gurwitsch and his relevant con-*

tribution to the theory of morphogenetic fields. The International Journal of Development Biology 41 (1997)

2.2.2 Fritz Albert Popp: Biophotonen – Neue Horizonte in der Medizin: Von den Grundlagen zur Biophotonik, Haug Verlag (2009)

2.2.3 Konstantin Meyl: DNA- und Zellfunk. Eine feldphysikalische Erklärung der Zellkommunikation über magnetische Skalarwellen. Indel Verlag (2010)

3.0 Messtechnische Überlegungen: wie können biologische Schwingungsinformationen erfasst werden?

Das einzig denkbare Instrument zur Erfassung elektromagnetischer Schwingungen ist die Antenne. Es wurde bereits angedeutet, dass elektromagnetische Schwingungssignale in Abhängigkeit von ihrer Frequenz und Amplitude (Schwingungsintensität) mit Antennen in Resonanz treten können. Ob eine Antenne mit einem bestimmten Schwingungssignal in Resonanz tritt oder nicht, hängt im Wesentlichen von ihrer Geometrie ab. Die Geometrie eines Antennenkörpers definiert ihre Eigenresonanz. Nur wenn eine freie Raumschwingung die Eigenresonanz einer Antenne trifft, nimmt diese die Schwingung auf und leitet sie als Festkörperschwingung weiter. Erst dieser Übergang von einer Raumschwingung in eine Festkörperschwingung macht ein Schwingungssignal messbar.

Ein Beispiel: mit der Motordrehzahl verändert sich die Frequenz der Schwingungssignale, die der Motor abgibt. Das spürt jeder Autofahrer an den Vibrationen, die sein Fahrzeug im Betrieb erzeugt.

Ist das Auto nicht mehr neu und seine Einzelteile nicht mehr ganz fest, so wird man bei einer ganz bestimmten Motordrehzahl (Frequenz) plötzlich eine deutlich vernehmbare Vibration beispielsweise aus dem Armaturenbrett wahrnehmen. Jetzt hat die Motordrehzahl die Eigenfrequenz des Armaturenbrettes getroffen und wandelt die Raumschwingungen des Motors in eine Festkörperschwingung des Armaturenbrettes um. Eine Veränderung der Motordrehzahl bringt die Vibration schnell wieder zum Erliegen.

In diesem Fall sind also der Motor der Sender und das Armaturenbrett der Empfänger.

Und noch etwas wird deutlich: eine Antenne erfasst zunächst einmal nur einen sehr engen Frequenzbereich. Möchte man mit ein und derselben Antenne einen größeren Frequenzbereich erfassen, muss die Antenne geometrisch veränderbar sein. Diese Fähigkeit wird mit dem Begriff der »Abstimmung« oder englisch »Tuning« bezeichnet.

Das ganze Weltall ist voll von elektromagnetischen Schwingungen. Die von Menschen technisch oder biologisch erzeugten Schwingungen sind nur ein winziger Teil davon. In der Praxis bedeutet das, dass unser Mess-Signal von vielen sehr ähnlichen Schwingungen umgeben ist. Das macht es schwierig, das gewünschte Signal aus der Vielzahl der Nachbarsignale herauszufiltern. Man spricht bei diesem Phänomen auch von »Hintergrundrauschen«.

Um unser Mess-Signal also deutlich wahrzunehmen oder es zur Therapie nutzbar zu machen, muss es verstärkt werden.
In der Elektrotechnik verwendet man dazu einen Verstärker.
Die Verstärkung elektromagnetischer Signale von biologischen Systemen ist technisch schwierig, weil biologische Signale sehr schwach sind.
Eine Ausnahme stellt die Ableitung elektromagnetischer Signale der Herzmuskelzellen

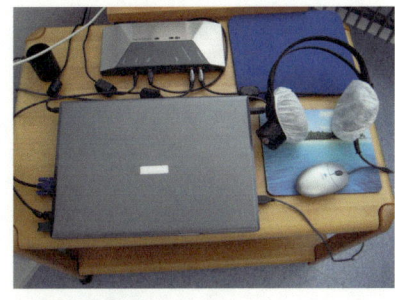

Abb. 3.0.1 Nicht-lineares Analysesystem zur Messung

dar. Um das Blut effektiv zu pumpen, müssen alle Herzmuskelzellen im Gleichtakt (»synchron«) arbeiten. Das führt zu einer Aufsummierung sämtlicher elektromagnetischer Einzelsignale, das Gesamtsignal wird damit sehr stark und messtechnisch leicht erfassbar.
Eine ähnliche Situation findet man im Gehirn und in Muskeln. Deshalb sind die Messung von elektromagnetischen Signalen des Herzens (EKG), des Gehirns (EEG) und der Körpermuskeln (EMG) seit Langem schulmedizinisch anerkannte Verfahren.
Anders bei den übrigen Organen. Da die Einzelzellen von Leber, Darm, Milz, Nieren usw. nicht im Gleichtakt arbeiten, sind ihre elektromagnetischen Signale im Hintergrundrauschen technisch sehr schwer erfassbar.
Mit Hilfe moderner Informationstechnologie können diese organspezifischen Schwingungssignale aber dennoch dargestellt werden. Die hierzu entwickelten Geräte sind jedoch bislang schulwissenschaftlich nicht anerkannt. Sie werden der Alternativ- bzw. Komplementärmedizin zugerechnet. Sie zeigen in der Praxis verwertbare Ergebnisse, sind allerdings ziemlich teuer. (Abb. 3.0.1)
Die Frage ist also: geht es auch einfacher und billiger?

3.1 Der Mensch: Antenne und Verstärker zugleich

Diese Vorstellung mutet zunächst unglaubwürdig an. In einer technisierten Welt fällt den meisten Menschen die Vorstellung schwer, dass ein Lebewesen ebenfalls »technische« Eigenschaften besitzen soll.

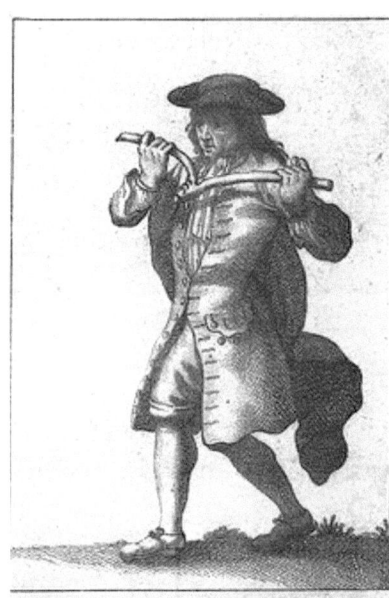

EPREUVE par la BAGUETTE.

Abb. 3.1.1 Die Verwendung von Wünschelruten hat eine lange Tradition. Technisch betrachtet ist die Wünschelrute eine Antenne (Quelle: Wikipedia)

Ein einfaches Beispiel zeigt aber, dass der Mensch sehr wohl Antennen- und Verstärkereigenschaften besitzt: Jeder hat sich schon einmal über den schlechten Empfang eines Transistorradios geärgert und versucht, die Empfangseigenschaften durch Verändern der Antennenposition zu verbessern. Im selben Moment, in dem man die Antenne berührte, verbesserte sich der Empfang dramatisch. Beim Ablegen der Antenne, gleich in welcher Position, war der Empfang wieder schlechter.

Das zeigt: der Mensch nimmt mit seinem Körper das elektromagnetische Schwingungssignal des Senders auf, verstärkt es und gibt es über die Radioantenne an das Gerät weiter.

Dasselbe ist grundsätzlich auch mit biologisch erzeugten Schwingungssignalen möglich. Vielleicht kommunizieren Lebewesen auch ganz unbewusst miteinander über derartige Schwingungssignale.

Im Volksmund heißt es: »Für den hatte ich keine Antenne!«, oder aber: »Wir lagen auf einer Wellenlänge«.

Diese unbewusste Wahrnehmung von elektromagnetischen Schwingungssignalen muss also »nur« auf eine bewusste Ebene gehoben werden.

Ein Blick zurück in die Geschichte zeigt uns, dass Menschen genau das seit Jahrtausenden getan haben: sie haben so genannte Wünschelruten benutzt. (Abb. 3.1.1) Allerdings ist die Benutzung der Wünschelrute in Verruf geraten. Das liegt am Unvermögen vieler Wünschelrutengänger. Das Wünschelrutengehen wird immer wieder auch mit Scharlatanerie in Zusammenhang gebracht, was durchaus nicht unberechtigt ist.

1989 führten die beiden Physiker König und Betz von der Universität München eine groß angelegte Studie durch. Sie luden über einhundert bekannte Wünschelrutengeher ein und überprüften ihre Fähigkeiten mit präparierten Wasseradern. Das Ergebnis war enttäuschend. Die überwiegende Mehrheit der Wünschelrutengänger war nicht in der Lage, reproduzierbare und nachvollziehbare Mess-Ergebnisse vorzulegen. In diesem Sinne wurden die Ergebnisse dann auch in den Medien kolportiert, was das Wünschelrutengehen weiter in Verruf brachte.

Die wichtigste Aussage der Studie von König und Betz hingegen wurde verschwiegen: »…einige Rutengänger wiesen bei speziellen Aufgaben eine außerordentlich hohe Treffsicherheit auf, welche kaum oder nicht durch den Zufall erklärt werden kann.« (3.1.1).

Diese wissenschaftliche Untersuchung zeigt also: grundsätzlich ist die reproduzierbare und wissenschaftlich kontrollierbare Messung schwacher elektromagnetischer biologischer Signale mit Hilfe des Antennen-Verstärker-Systems »Mensch« möglich.

Weiterführende Literatur:
3.1.1 König, H.D., Betz, H.D.: Erdstrahlen? Der Wünschelruten-Report. Wissenschaftlicher Untersuchungsbericht, Eigenverlag (1989)

3.2 Der Wünschelruten-Reflex

Wie kann eine Antenne (Wünschelrute) zusammen mit dem Verstärkersystem »Mensch« die Aufnahme einer bestimmten elektromagnetischen Schwingung anzeigen?

Viele Menschen sind völlig überrascht, wenn sie zum ersten Mal eine Antenne in der Hand halten und diese beim Passieren einer bestimmten Stelle plötzlich einen Ausschlag zeigt. Tatsächlich ist dieser Wünschelruten-Reflex (englisch: dowser`s reflex) nicht willkürlich zu beeinflussen. (3.2.1)

Das Phänomen ist wissenschaftlich viele male untersucht worden und gilt als gesichert. Hält der Mensch eine Antenne in den Händen, die auf eine bestimmte Frequenz abgestimmt ist , so wird beim Eintritt in das elektromagnetische Feld ein Reflexbogen über das Rückenmark ausgelöst, der zu einer unwillkürlichen Kontraktion der Hand- und Unterarmmuskulatur führt. Es ist diese Kontraktion, welche den Antennenausschlag bewirkt.

Im Prinzip ist der Dowser`s Reflex also dem bekannte Patellar-Sehnen Reflex ähnlich, bei dem eine rasche Verkürzung der Patellar-Sehne durch einen Schlag mit dem Reflexhammer eine unwillkürliche Kontraktion des Oberschenkelmuskels mit Vorschnellen des Unterschenkels erzeugt.

Ob ein Mensch den Antennenausschlag bereits beim ersten Versuch wahrnimmt oder nicht hängt von seiner mentalen Einstellung ab. Eine allzu rationale Einstellung wird den Dowser`s Reflex zuverlässig unterdrücken. Am besten funktioniert ein Vorgehen ohne großes Nachdenken oder »Wollen«. Kinder üben mit spielerischer Freude den Wünschelruten-Reflex am schnellsten ein.

Eine besondere »Gabe« stellt die Fähigkeit zum Umgang mit einer Antenne ganz sicher nicht dar. Der »Dowser`s Reflex« kann mit nur wenigen Ausnahmen von Jedem erlernt werden, der sich nur ausreichend darum bemüht. Es ist wie beim Fahrradfahren: der eine lernt es etwas schneller, der andere etwas langsamer, aber es ist letztlich niemandem unmöglich.

Ein Wünschelrutengänger, der großes Aufheben um seine »Fähigkeiten« macht, sollte schon allein deshalb Zweifel an seiner Seriosität erregen. Anders ist das natürlich, wenn es um die Auswertung und Interpretation der mit der Antenne erhobenen Befunde geht. Dies erfordert nämlich eingehende Kenntnisse und Erfahrungen. Wir werden später darauf zurückkommen.

Weiterführende Literatur:
3.2.1 Andrä, W., Nowak, H. (Hrsg.): Magnetism in Medicine, A Handbook. Wiley VCH Verlag, Weinheim, 18-22 (2007)

3.3 Der Mensch als Verstärker

Die Verstärkereigenschaften des Menschen, der die Antenne in seinen Händen hält, sind bislang noch nicht eingehend untersucht worden. Man weiß nur, dass es sie gibt, sonst würde das oben erwähnte Beispiel mit der Radioantenne nicht funktionieren.

Oft wird die Frage erhoben, ob eine Messung mit empfindlichen Messgeräten nicht zuverlässiger sei. Grundsätzlich ist der Einsatz technischer Geräte möglich: so hat Hartmann bereits in den sechziger Jahren des vergangenen Jahrhunderts das nach ihm benannte elektromagnetische Erdgitter mit einer so genannten Hall-Sonde gemessen.

Dennoch haben sich technische Verstärker in diesem Zusammenhang bislang nicht durchgesetzt.

Die elektromagnetischen Schwingungssignale, die hier gemessen werden sollen, sind extrem schwach. Die magnetische Feldstärke wird nach dem gleichnamigen Serbischen Physiker in der Einheit »Tesla« gemessen. Zum Vergleich: ein Magnet, mit dem wir einen Zettel an einem Magnet-Bord festhalten, besitzt eine Feldstärke von ungefähr 0,1 Tesla (T). Das Magnetfeld der Erde hingegen hat nur eine Feldstärke von 40 µT, ist also mithin ungefähr viertausendmal schwächer. Biologische elektromagnetische Signale besitzen eine vergleichbare Feldstärke.

Das Problem besteht also darin, ein sehr schwaches Nutzsignal in einem relativ hohen Hintergrund-Rausch-Pegel zu messen.

Der Geobiologe Eike Hensch liefert eine plausible Erklärung, warum in dieser speziellen Situation der Mensch als Verstärker einem technischen System überlegen ist: technische Systeme verstärken *linear*. Sie verstärken Signale also gleichförmig. Schwache Signale werden schwach, stärkere Signale entsprechend stärker verstärkt.

Anders biologische Systeme. Sie verstärken in einem *logarithmischen* Maßstab. Das Ohr zum Beispiel ist für geringe Schall-Intensitäten viel sensibler als für hohe. Daher steht die Maß-Einheit für die Lautstärke, das Dezibel, in einem logarithmischen Verhältnis zum physikalischen Schalldruck. Genauso verhält es sich mit dem Sehen und der Helligkeit.

Wir müssen daher annehmen, dass der menschliche Organismus für geringe elektromagnetische Feldstärken viel sensibler ist als für hohe.

In den siebziger Jahren des vergangenen Jahrhunderts überprüften die amerikanischen Physiologen W.R. Adey und S.M. Bawin die biologischen Veränderungen in Gehirngewebe von Hühnern, die elektromagnetischen Feldern unterschiedlicher Intensität ausgesetzt worden waren. Dabei zeigte sich, dass Gehirngewebe nur in einem sehr schmalen Intensitäts- und Frequenzbereich reagierte. Schwache Intensitäten erzeugten eher starke Antworten. Überstieg hingegen die Intensität eine bestimmte Größe, so blieb eine Reaktion sogar ganz aus. Dieses Verhalten biologischer Systeme gegenüber schwachen elektromagnetischen Feldern ist als »Adey-Fenster« in die Literatur eingegangen (3.3.2)

Die Grafik in Abb. 3.3.1 zeigt, dass der logarithmische Verlauf der Verstärkung des biologischen Systems »Mensch« gerade im Bereich sehr schwacher Signale eine wesentlich bessere Verstärkungs-Charakteristik besitzt als ein technisches System (3.3.1)

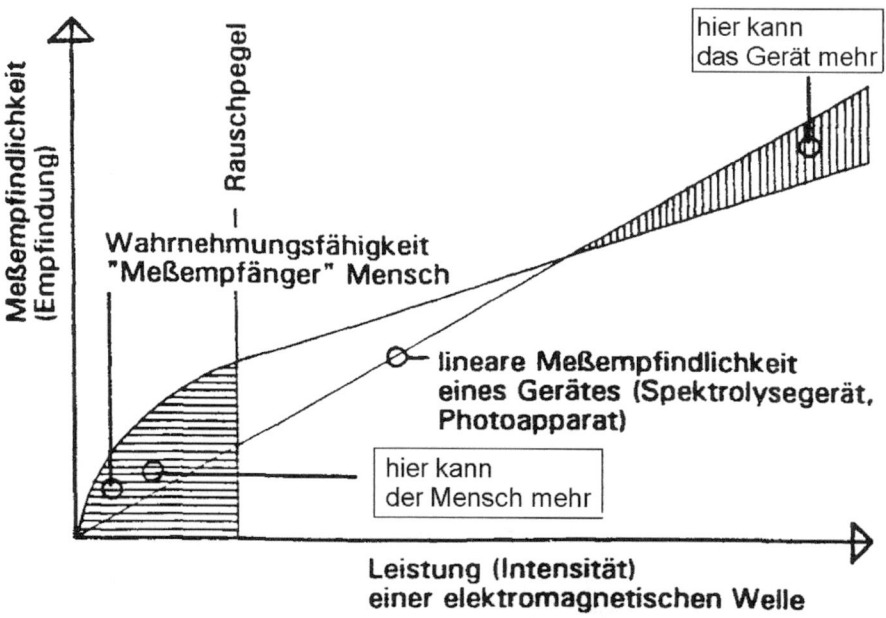

Abb. 3.3.1 Im Bereich schwacher Intensitäten ist der Mensch sensibler als ein technisches Verstärkersystem (Quelle: Hensch, E.G. in 3.3.1)

Weiterführende Literatur:

3.3.1 Hensch,E.G.: Geomantisch Planen, Bauen und Wohnen, Band I, Drachen Verlag Klein Jasedow, 55 (2007)

3.3.2 Adey, W.R., Bawin, S.M.: Effects of modulated VHF fields on the central nervous system. Ann N Y Acad Sci 247 (1975)

3.4 Die Lecher-Antenne

Wie bereits erwähnt, haben die Menschen über Jahrtausende hinweg meistens elastische Zweige als Wünschelruten benutzt. Die Möglichkeiten der Abstimmung auf definierte Signal-Frequenzen sind dabei allerdings sehr beschränkt. Durch kürzeres Fassen der Rute wird man eher höhere, durch längeres Fassen eher tiefe Frequenzen messen. Die so gemessenen Ergebnisse sind ungenau und nicht gut reproduzierbar.

Der Geobiologe Reinhard Schneider verbesserte die Frequenzgenauigkeit. Er entwi-

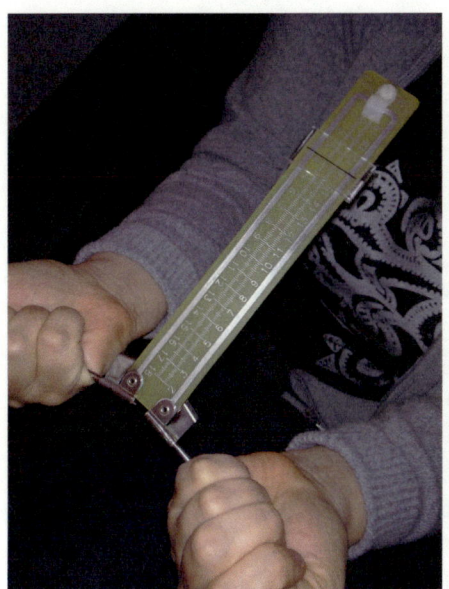
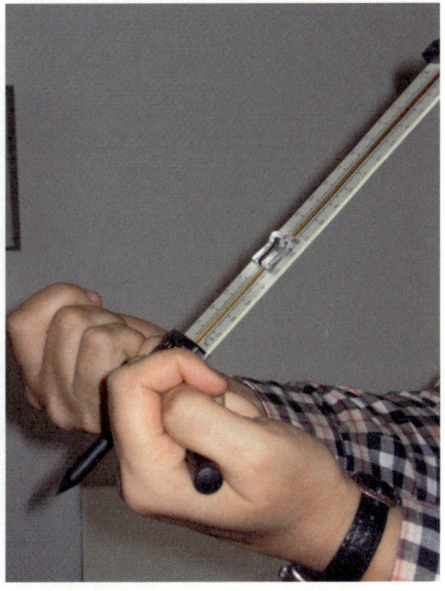

Abb. 3.4.1 a Lecher Antenne

Abb. 3.4.1 b Lecher Antenne in Form der H3
Antenne nach Lüdeling

ckelte eine Rute aus Kunststoff und markierte bestimmte Grifflängen mit farbigen
Punkten. Durch Erfahrung hatte er herausgefunden, dass bestimmte Grifflängen
mit definierten Schwingungssignalen (Frequenzen) für Wasseradern, Verwerfungen
usw. korrelierten. Die »Grifflängentechnik nach Schneider« war geboren.

Je präziser die Messtechnik, desto aussagefähiger sind die Ergebnisse. Der nächste
Schritt in diese Richtung war daher die Einführung der Lecher-Antenne in die
(Geo)biologie.

Ernst Lecher (1856-1926) war ein österreichischer Physiker. 1889 entwickelte er
ein Mess-System aus zwei parallel angeordneten Drähten, die sogenannte Lecher-
Leitung. Mit Hilfe eines Kurzschluß-Schiebers können Wellenlänge und Frequenz
stehender elektromagnetischer Wellen bestimmt werden.

Mit einiger Übung ist die Lecher-Antenne ein sehr präzises Mess-Instrument. Sie
erlaubt die Bestimmung der Frequenz bis auf die zweite Dezimalstelle. Die Lecher
–Antenne für biologische Mess-Zwecke gibt es in unterschiedlichen Modellen
(Abb. 3.4.1 a,b). Allen gemeinsam sind die parallel angeordneten Lecher-Leitun-
gen, der Kurzschluß-Schieber, eine Skalierung und die Handgriffe zur Ankoppe-
lung an das Verstärkersystem »Mensch« (3.4.1).

Weiterführende Literatur:

3.4.1 Schneider, Reinhard: Leitfaden und Lehrkurs der Ruten-und Pendelkunst. Einführung in die Radiaesthesie. Teil I. Oktogon Verlag (1977)

3.5 Was genau misst die Lecher-Antenne, und wie kann das Gemessene biologisch wirksam werden?

Neben einer möglichst präzisen Erfassung der Frequenz des elektromagnetischen Signales sollte die Lecher-Antenne noch über eine weitere, besonders wichtige Eigenschaft verfügen: sie sollte in der Lage sein, den Drehsinn (auch Spin genannt) des elektromagnetischen Signals zu messen.

Biologisch betrachtet macht es nämlich einen Unterschied, ob ein elektromagnetisches Signal rechts- oder linksdrehend ist. Man weiß, dass rechtsdrehende (positive) elektromagnetische Signale auf biologische Systeme aufladend (anabol), linksdrehende (negative) hingegen abladend (katabol) wirken. Wie kann man das erklären?

3.5.1 Biologische Wirkung über eine Beeinflussung des Zell-Membranpotentials

Eine Säugetierzelle baut stets ein an der Außenseite positiv geladenes (rechts drehendes) elektromagnetisches Potential auf (Abb. 3.5.1.1). Trifft nun ein linksdrehendes (negatives) elektromagnetisches Signal auf die Außenseite einer Zelle, so gleichen sich die beiden Felder aus.

Die Zelle hat aber das Bestreben, den alten Zustand des positiven Membranpotentials wieder herzustellen. Dies ist offenbar aus Gründen der Signaltransduktion und der Zell-Zell-Kommunikation unbedingt erforderlich. Dazu wird die Zelle entsprechende Ladungsträger (Ionen) durch die Zellmembran pumpen. Da die Ladungsträger aber entgegen ihrem natürlichem Ausgleichsbestreben (quasi »bergauf«) bewegt werden, muss die Zelle dazu Energie aufwenden.

Daher belasten linksdrehende (negative) elektromagnetische Signale den Energiehaushalt der Zelle. Die Zelle muss stärker arbeiten. Dadurch unterliegt sie einem rascheren Verschleiß. Das Gewebe muss sich öfter durch Zellteilung regene-

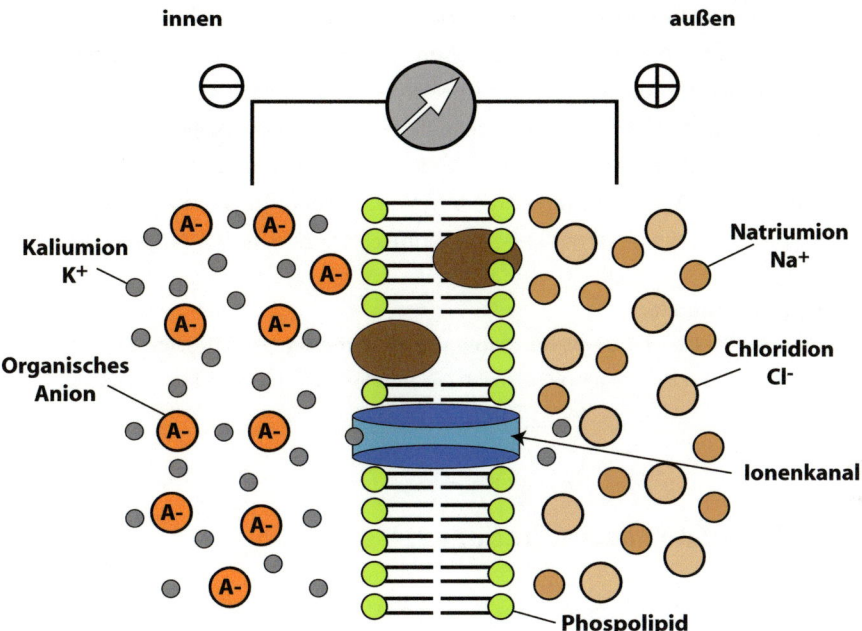

Abb. 3.5.1.1 Zellen bauen ein an der Außenseite positives Membranpotential auf

rieren. Häufigere Zellteilungen erhöhen wiederum das statistische Risiko einer Zell-Mutation. Mutationen –das ist bekannt- erhöhen das Risiko einer malignen Entartung. Das Krebsrisiko steigt.

Unabhängig davon weiß man, dass Säugetier-Zellen insgesamt nur eine bestimmte Anzahl von Teilungs-Zyklen durchlaufen können. Bakterienzellen zum Beispiel können sich unbegrenzt häufig teilen. Bei Säugetierzellen hingegen verkürzen sich mit jeder Zellteilung die Telomere der Chromosomen. Die Telomere sorgen aber dafür, dass das Erbmaterial gleichmäßig auf die Tochterzellen verteilt wird. Sind die Telomere zu kurz geworden, ist das nicht mehr gewährleistet, die Tochterzellen nicht mehr lebensfähig.

Damit sorgt der langfristige Aufenthalt eines Organismus in linksdrehenden (negativen) elektromagnetischen Feldern für eine Erhöhung des Krebsrisikos, sowie für einen vorzeitigen Gewebeverschleiß.

Umgekehrt ist die biologische Wirkung beim Aufenthalt der Zelle in einem rechts-drehenden (positiven) elektromagnetischen Feld: das positive Ladungspotential der Zellmembran wird stabilisiert, der Energieaufwand zur Regeneration des Membran-potentials reduziert. Die Zelle wird »geschont«, die Stoffwechselprozesse verlang-samt. Der Lebenszyklus der Zelle verlängert sich, eine Zellteilung mit dem Risiko der Mutation und der krebsigen Entartung wird seltener notwendig. Die Telomere werden geschont, die gesamte Lebensspanne des Gewebes verlängert. (3.5.1.1)

Weiterführende Literatur:
3.5.1.1 Ebbers, J.A. **Überlegungen zur biologischen Wirkung** geopathischer Einflüsse. Teil 2: Auswirkungen auf das Membranpotenzial und die Zellkommunikation CO`MED 10 (2008)

3.5.2 Organspezifische Frequenzen

Erfahrene Nutzer der Lecher-Antenne wissen, dass den verschiedenen Körper-organen des Menschen unterschiedliche Frequenzen auf der Lecher-Antenne zugeordnet werden können. Wie lässt sich das erklären?
Zunächst einmal sind Zellen unterschiedlich groß. Interpretiert man die Zelle als Ganzes wie eine Antenne, darf man annehmen, dass eine große Zelle ein tiefer-frequentes Signal erzeugt als eine kleine Zelle. Die Summe der Einzelzellsignale summiert sich in einem Organ zu einem organspezifischen Gesamtsignal auf. Schließlich setzt sich ein Organ nicht nur aus seinen Funktionszellen (Leberzellen, Magenschleimhautzellen, Pankreaszellen etc.) zusammen. Vielmehr enthält jedes Organ auch noch unterschiedliche Anteile an Bindegewebszellen, Blutgefäßzel-len, Nervenzellen, Lymphzellen, Immunzellen und so weiter.
Diese unterschiedlichen Zellarten sind in ihrer Zusammensetzung spezifisch für bestimmte Organe. Die Gesamtheit all dieser Einzelzellen summiert sich zu einem organspezifischen Gesamtsignal auf. Die Tabelle 3.5.2 zeigt die von Walter Kunnen angegebenen Organfrequenzen. (3.5.2.1)

Weiterführende Literatur:
3.5.2.1 Ebbers, J.A. **Überlegungen zur biologischen Wirkung** geopathischer Einflüsse Teil 3: Resonanzeffekte auf organspezifische Frequenzmuster CO`MED 12 (2008)

Resonanzfrequenzen und Wellenlängen einzelner Organe

Organ	Wellenlänge (cm)	Frequenz (GHz)
Bindegwebe	16,3	1,842
Dickdarm	16,85	1,781
Schleimhaut	16,8	1,787
Prostata	16,75	1,792
Ovar	16,7	1,797
Knochen	16,55	1,814
Lymphe	16,35	1,836
Leber	16,25	1,847
Uterus	16,15	1,859
Gallenblase	16,05	1,87
Gehirn	15,9	1,888
Magen	15,85	1,894
Pankreas	15,75	1,906
Herz	15,65	1,918
Niere	15,6	1,924
Dünndarm	15,55	1,931
Harnblase	15,4	1,949
Schilddrüse	15,15	1,981
Nebenniere	15,35	1,956

Tabelle 3.5.2. Resonanzfrequenzen und Wellenlängen einzelner Organe. (Quelle: Walter Kunnen, Archibo Biologica,Opoeteren, Belgien)

3.5.3 Biologische Wirkung über eine Beeinflussung der DNA-Syntheserate

Es gibt ein weiteres Erklärungsmodell für die biologische Wirksamkeit elektromagnetischer Felder:
Elektromagnetische Schwingungen können möglicherweise die Proteinsyntheserate über eine Beeinflussung des zellulären Erbmaterials, der DNA ankurbeln. Jede Körperzelle enthält eine vollständige Kopie des gesamten Erbmaterials (Genom). Dies wird durch die Existenz des Klon-Schafes Dolly bewiesen. Hier genügte

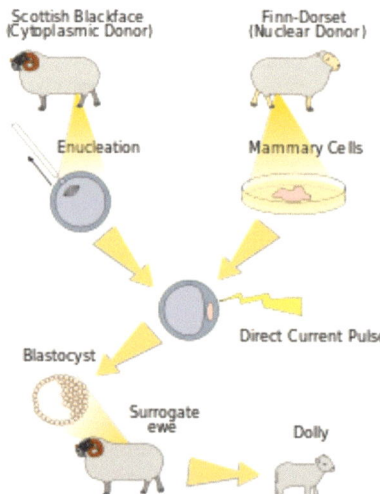

Abb. 3.5.3.1 Klonschaf Dolly. Die geklonte Zelle wird durch einen elektromagnetischen Impuls zum Wachstum angeregt! (Quelle: Wikipedia)

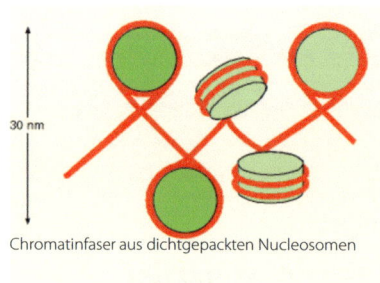

30 nm

Chromatinfaser aus dichtgepackten Nucleosomen

Abb. 3.5.3.2 Nukleosome, DNA rot dargestellt. (Quelle: Wikipedia)

eine einzige Hautzelle des Spenderschafes, um daraus eine bis aufs Haar genaue Kopie von ihm herzustellen. Das Klonen ist in der Agrar-Industrie zur Routine geworden. Mehr oder weniger unbemerkt von der Öffentlichkeit werden heute genetisch wertvolle Zuchtstiere und -Eber geklont, um »optimalen« und finanziell ertragreichen Nachwuchs zu »produzieren«. (Abb. 3.5.3.1)

Der Klon-Prozess erfordert natürlich ein aufwendiges biotechnisches Vorgehen. Spontan wird aus einer Körperzelle niemals ein komplett geklonter neuer Organismus entstehen.

Das ist darauf zurückzuführen, dass im Genmaterial einer Körperzelle immer nur ganz bestimmte Genabschnitte für eine Proteinsynthese aktiviert werden. Der Löwenanteil des vorhandenen Genmaterials bleibt inaktiv. Wie das An- und Abschalten entsprechender DNA-Abschnitte im Einzelnen gesteuert wird, ist nicht vollständig erforscht. Soviel aber ist bekannt: Zunächst einmal muss die Zelle das logistische Kunststück vollbringen, einen im ausgezogenen Zustand zwei Meter langen DNA-Faden so zusammen zu falten, dass er in einem weniger als 5 µm großen Zellkern Platz findet.

Dies gelingt mit Hilfe von stark positiv geladenen Eiweißkörpern, den Histonen. Da die DNA insgesamt negativ geladen ist, kann sie –wie Garn auf einer Spule- sehr eng auf die Histone aufgewickelt werden. Den Komplex aus DNA und Histon bezeichnet man als Nukleosom. (Abb. 3.5.3.2)

Durch die enge Wickelung der DNA auf die Histone ist aber nun eine Ablesung des DNA –Stranges und eine Umsetzung der Geninformation in die Proteinbiosynthese nicht mehr möglich. Hierzu muss die Bindung des abzulesenden Genabschnittes an das Histon erst einmal gelöst werden.

Das besorgen so genannte Acetylgruppen. Diese sind wiederum negativ geladen und konkurrieren mit der ebenfalls negativ geladenen DNA um die positiven Bindungsstellen an den Histonen. Sind diese Acetylgruppen in ausreichender Zahl vorhanden, verdrängen sie die DNA komplett aus ihrer Bindung an die Histone. Der entsprechende Genabschnitt wird frei und kann für die Proteinbiosynthese gelesen werden.

Ein negatives (linksdrehendes) elektromagnetisches Feld nun wird die Wirkung der ebenfalls negativ geladenen Acetylgruppen unterstützen. Damit wird die Freisetzung der DNA aus ihrer Bindung an die Histone gefördert. Es stehen also vermehrt Genabschnitte zur Ablesung und zur Proteinbiosynthese zur Verfügung. Die Konsequenzen sind ähnlich wie für die Wirkung elektromagnetischer Felder auf die Zellmembran:

Eine gesteigerte Proteinbiosynthese geht mit einem erhöhten Energieumsatz der Zelle einher. Ein erhöhter Energieumsatz der Zelle belastet die Enzymsysteme der Zelle, insbesondere der Mitochondrien, welche ja für die Energieerzeugung der Zelle sorgen. Dies geht mit vorzeitigem Verschleiß der Zelle einher. Der Lebenszyklus der Zelle wird verkürzt. Das Gewebe muss sich vorzeitig durch Zellteilung regenerieren. Die Folgen einer gesteigerten Zellteilung im Hinblick auf die Krebsentstehung und die Gesamt-Lebenserwartung des Gewebes sind bereits ausführlich dargelegt worden.

Ein positives (rechtsdrehendes) Feld hingegen schwächt die Acetylgruppen und stabilisiert die Bindung der DNA an die Histone. Die Ablesung des Genmaterials und die Umsetzung in eine Proteinbiosynthese werden verlangsamt. Das spart Energie. Die Zelle wird geschont und die negativen Folgen einer übermäßigen Anregung des Zellstoffwechsels vermieden. (3.5.3.1)

Diese Hypothese wird durch Befunde der Schweizer Forscher Guido Ebner und Heinz Schürch gestützt: in den 1980iger Jahren untersuchten sie den Einfluss elektromagnetischer Felder auf die Entwicklung und das Wachstum verschiedener Pflanzen und Fische. Weizenkeimlinge, die unter elektromagnetischem Einfluss gezogen wurden, wuchsen wesentlich schneller als nicht»bestrahlte« Kontrollen. Mehr noch: Sie bildeten Eiweiße, die man im ursprünglichen Weizen vergeblich suchte. Schließlich bildeten sich –anders als im Normalfall- mehrere Ähren an einem Halm. (3.5.3.2)

Diese Befunde stützen die Annahme, dass elektromagnetische Felder zu einer beschleunigten Proteinsyntheserate und Zellteilung durch eine Beeinflussung der DNA führen.

Für die pflanzliche und tierische Nahrungserzeugung kann das möglicherweise nützlich sein. Immerhin war der »bestrahlte« Weizen in den Versuchen von Ebner und Schürch in nur vier Wochen statt der üblichen sieben Monate reif!

Für den Menschen ist eine derartige Beschleunigung der Stoffwechselvorgänge durch eine »Enthemmung« der DNA unnatürlich und möglicherweise gefährlich.

Weiterführende Literatur:

3.5.3.1 Ebbers, J.A.: Geopathie und Epigenetik. Verändern Umwelteinflüsse das Erbmaterial? CO`MED 06 (2009)

3.5.3.2 Bürgin, Luc: Der Urzeit-Code, 1.Auflage; F.A.Herbig Verlag, München (2007)

3.5.4 Keine übertriebene Angst vor »Strahlen«!

Ein elektromagnetisches Schwingungssignal kann nur dann in eine Wechselwirkung mit einer Zelle bzw. einem Zellsystem treten, wenn diese Zelle ebenfalls ein derartiges Schwingungssignal erzeugt (Gesetz der Resonanz). Vereinfacht gesagt: Ihrem Körper ist es egal, ob Sie das erste oder zweite Radioprogramm hören, da ihre Körperzellen keine Radiofrequenzen erzeugen.

Bei der Benutzung eines Handys ist sich der Autor da nicht mehr so sicher. Immerhin liegen die Sendefrequenzen der Mobilfunkanbieter im Gigahertz-Bereich, und hier finden sich auch viele Resonanzfrequenzen menschlicher Organe.

Ob die Wirkung eines resonanten Schwingungssignals auf den Organismus förderlich oder schwächend ist, hängt –wie nun bereits mehrfach dargelegt- vom Drehsinn (Spin) ab: rechtsdrehende Schwingungssignale wirken stabilisierend, linksdrehende dagegen schwächend.

In der Praxis enthalten elektromagnetische Schwingungssignale *beide* Anteile, rechts- und linksdrehende. Sind gleich viele rechts- und linksdrehende Anteile vorhanden, so ist die Wirkung auf biologische Systeme neutral. Man sagt, das Signal ist *linear gepolt*. Linear gepolte Schwingungssignale machen vermutlich den allergrößten Teil der elektromagnetischen Schwingungen aus, mit denen wir in Berührung kommen. Andernfalls müssten die biologischen Effekte des Elektromagnetismus wesentlich deutlicher wahrnehmbar werden. Schließlich ist unsere

Umgebung übervoll von elektromagnetischen Signalen der unterschiedlichsten Art! (Man denke nur an Radio-, Fernseh-, Funk-, Handy-, Radar-, geostationäre Satellitenwellen usw. Hinzu kommen natürliche atmosphärische, terrestrische und kosmische Schwingungssignale)

Es gibt also keinen Grund für irgendeine Strahlen-Phobie. Elektromagnetische Strahlung ist Teil der natürlichen Umgebung. Alles Leben auf der Erde hat sich im Wirkungsfeld elektromagnetischer Strahlung entwickelt. Leben ohne Elektromagnetismus ist vermutlich nicht möglich.

Allerdings kann der Aufenthalt in linksdrehenden (negativen) elektromagnetischen Feldern langfristig doch schädlich sein. *Daher sollte man für medizinische Belange immer nach linksdrehenden Signalen suchen, um ihnen entweder auszuweichen oder ihre Wirkung mit bestimmten Hilfsmitteln zu neutralisieren.*

3.5.5 Tragende und getragene Schwingungssignale

Ein natürlicher, von einem Musikinstrument erzeugter Ton ist niemals ein physikalisch reiner Sinuston. Immer enthält er neben dem tragenden Grundton eine ganze Reihe von so genannten Obertönen, welche die Klangfarbe bestimmen. Analoges gilt auch für elektromagnetische Schwingungssignale. Auch hier unterscheiden wir eine tragende Grundwelle von getragenen Wellen, die den erwähnten Obertönen entsprechen.

Ein anschauliches Beispiel hierfür ist das Babyphon: besorgte Eltern wissen, dass man dieses Gerät lediglich im Kinderzimmer an eine normale Steckdose anschließen muss. Das Empfangsgerät wird in einem anderen Zimmer des Hauses eingesteckt. Weint nun das Baby in seinem Bettchen, so wird die Schallwelle vom Gerät im Kinderzimmer aufgenommen und dem elektrischen Wechselstrom in der Leitung als tragender Welle aufmoduliert. Die so vom Wechselstrom getragene akustische Welle wird auf diese Weise zum Empfangsgerät im anderen Zimmer transportiert und hier dekodiert, sodass das Weinen des Babys hier hörbar wird. (Abb. 3.5.5.1)

Die *tragende* Welle bestimmt im Wesentlichen die Intensität und den Vektor (bevor-

hochfrequente Trägerwelle

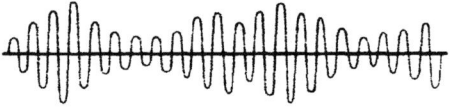

niederfrequente Schwingungen

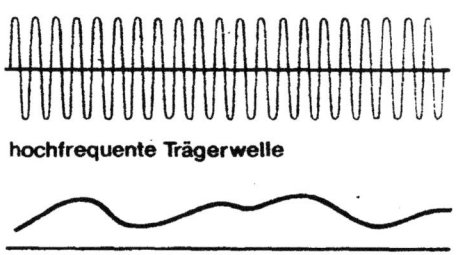

amplitudenmodulierte Welle

Abb. 3.5.5.1 Wellenmodulation, tragende Welle (oben), getragene Welle (mitte), modulierte Welle (unten) (Quelle: Grimsche Physik2, Klett Verlag 1978)

zugte Ausbreitungsrichtung) eines Signals. Die *getragenen* Signale sind wie Fahrgäste in einem Omnibus, mit welchem diese an ihr Ziel gelangen. Ob es am Ziel (dem Auftreffen auf ein biologisches System) zu einer biologischen Wirkung kommt, hängt allein vom Vorhandensein einer Resonanzfrequenz am Zielort ab.

Die Unterscheidung von *tragenden* und *getragenen* Signalen ist wichtig: so kann zum Beispiel eine Richtfunkstrecke als *tragendes* Signal per se harmlos sein, weil sie keine Frequenz besitzt, mit der sie in Resonanz zu einem biologischen System treten kann.

Sind dem Richtfunksignal aber irgendwelche Störfrequenzen aufmoduliert, so können diese als *getragene* Wellen sehr wohl eine biologische Wirkung entfalten, wenn sie mit entsprechenden Körpersignalen in Resonanz treten.

Genauso verhält es sich mit der berühmten »Wasserader unter dem Schlafplatz«: als *tragendes* Schwingungssignal ist das unterirdisch fließende Wasser per se weder gut noch schlecht. Ob diese Wasserader biologisch neutral, gesundheitsförderlich oder schwächend ist, hängt ausschließlich von den von ihr *getragenen* Schwingungsinformationen ab.

So erklärt sich das Paradoxon, dass Wasseradern am Schlafplatz zwar gesundheitliche Probleme verursachen können. Andererseits tragen sie aber durchaus zur energetischen Verbesserung von Kirchen und Kultplätzen bei. Dies wurde von den mittelalterlichen Kirchenbaumeistern ganz bewusst ausgenutzt. So sind viele berühmte Kirchen an und über Wasserläufen errichtet worden (zum Beispiel Notre Dame in Paris auf der Ile de Seine).

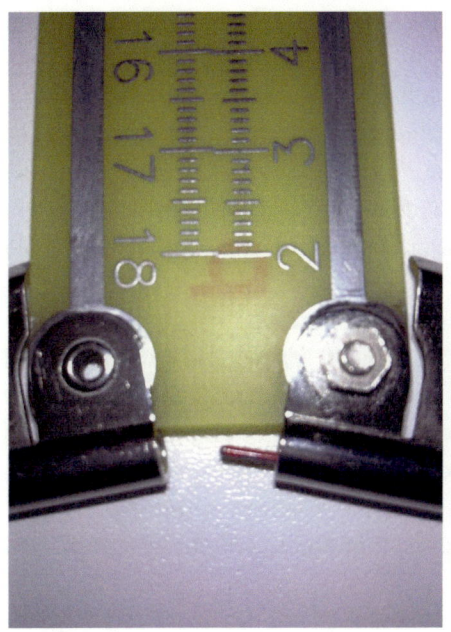 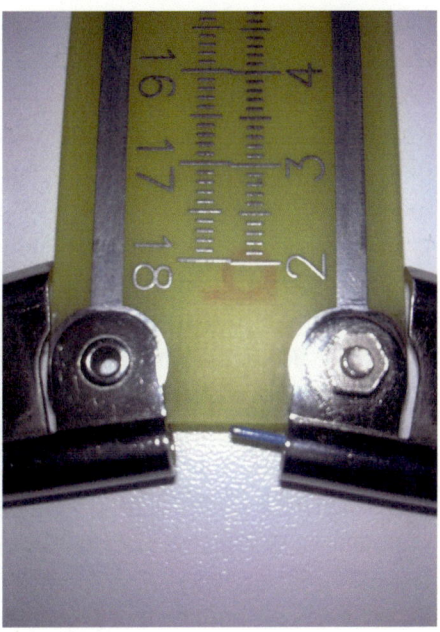

Abb. 3.5.6.1 Stabmagnet mit positivem Pol im Antennenpegel, linksdrehende Signale werden gemessen

Abb. 3.5.6.2 Stabmagnet mit negativem Pol im Antennenpegel, rechtsdrehende Signale werden gemessen

3.5.6 Messung von Polarität (Drehsinn) und Intensität mit der Lecher-Antenne

Praktisch gelingt das, indem ein Stabmagnet mit seinem rechtsdrehenden (positiven) Pol in den Antennenpegel eingebracht wird. Der Effekt ist derselbe, wie beim Kompass: hier richtet sich die positiv geladene Nadel stets in Richtung des negativ geladenen Nordpols. Mit der Lecher-Antenne messen wir also den linksdrehenden Anteil eines Schwingungssignals, wenn wir einen positiv geladenen Magneten in den Antennenpegel einbringen (Abb. 3.5.6.1).

Umgekehrt, wenn wir die negative Seite des Stabmagneten in den Antennenpegel bringen. Dann misst man den positiven (rechtsdrehenden, anabolen) Schwingungsanteil (Abb. 3.5.6.2).

Für die Praxis ist es notwendig und wichtig, den rechts- und linksdrehenden Anteil eines Signals zu identifizieren und danach auch zu quantifizieren. Für die Funktion

41

biologischer Systeme ist die Qualität eines Signals (rechts- oder linksdrehend) ebenso wichtig wie seine Intensität.

Aber auch eine Intensitäts-Messung ist mit der Lecher-Antenne möglich: man durchkreuzt mit der Antenne wiederholt den Signalpegel ohne den Handgriff loszulassen. Je öfter dies unter Auslösung eines Antennenreflexes (»Schlag«) möglich ist, desto schwächer ist das Signal. Je nach Sensibilität des Untersuchers erschöpfen sich schwache Signale nach bis zu sieben Schlägen. Sehr starke Signale lösen nur einmal einen Reflex aus.

Diesen Mechanismus kann man sich modellhaft so erklären: man stelle sich einen Wasserhahn mit unterschiedlich starkem Wasserstrahl vor. Führt man nun ein Glas langsam von der Seite durch den Strahl hindurch, so wird ein sehr starker Strahl (»starkes elektromagnetisches Signal«) das Glas bereits mit einem Durchgang füllen (der Antennenreflex hat sich mit dem ersten Durchgang durch das Feld erschöpft). Ein entsprechend dünner Wasserstrahl hingegen benötigt mehrere Durchgänge, bis das Glas voll ist (der Antennenreflex erschöpft sich erst nach mehreren Durchgängen).

Misst man also einmal mit der positiven und einmal mit der negativen Magnetseite im Antennenpegel, so kann man die Stärke des links- und des rechtsdrehenden Anteils des elektromagnetischen Signals quantifizieren.

Misst man auf rechts wie auf links die gleiche Schlagzahl, so ist das Signal linear gepolt, mithin biologisch neutral. Erschöpft sich der Antennenreflex bei der Messung auf links bereits nach einem oder zwei Schlägen, während die Messung auf rechts eine höhere Schlagzahl ergibt, so darf von einem Linksüberwiegen und damit von einer gesundheitlichen Belastung ausgegangen werden.

Damit ermöglicht die Lecher-Antenne nicht nur ein präzises frequenzspezifisches Arbeiten. Sie ermöglicht es auch, die Intensität eines elektromagnetischen Signals quantitativ abzuschätzen. Sie ist robust, handlich, leicht zu transportieren und im Vergleich zu technisch aufwendigen Bioresonanzsystemen kostengünstig.

4.0 Messung von Signalfrequenzen an Personen und Gegenständen

Um die Wirkung eines elektromagnetischen Signals auf ein biologisches System (zum Beispiel einen Patienten) zu erfassen, muss man beides messen: die Frequenz des Patientensignals, das potentiell in Resonanz zu einem externen Signal treten kann, und das externe Signal selbst.

Wir erinnern uns: nur im Resonanzfall kann ein externes Signal eine biologische Wirkung entfalten.

4.1 Messung von Signalfrequenzen an Gegenständen (externes Signal)

Das externe Signal kann man durch Messung bestimmen. Dazu richtet man eine Lecher-Antenne mit dem Antennenpegel auf den zu untersuchenden Gegenstand aus. Es ist empfehlenswert, den Gegenstand auf ein helles Baumwolltuch zu legen. Damit wird vermieden, dass mögliche Störfrequenzen anderer Unterlagen in die Messung eingehen. Mit einer zweiten Lecher-Antenne (am besten mit einer so genannten Peilspitze) geht man nun an der ersten Lecher-Antenne entlang und notiert die Frequenzen, bei welchen ein Antennenreflex erfolgt. (Abb. 4.1.1 a und b)

Damit erhält man eine Aussage darüber, welche Frequenzen von einem bestimmten Gegenstand ausgehen. Im Allgemeinen wird man mehrere Frequenzen erfassen können. Die Situation entspricht am ehesten einem Ton, wie er von einem Instrument erzeugt wird: hier finden sich immer neben dem Grundton entsprechende Obertöne, welche die Klangfarbe erzeugen. Nur ein technisch erzeugter Sinuston ist monofrequent.

Sind die Frequenzen eines Gegenstandes einmal bestimmt, sollten in einem zweiten Durchgang die Intensität und die Polarität der Einzelfrequenzen gemessen werden (Vgl. Kapitel 3.5.5)

Anschließend kann man mit den erhaltenen Frequenzen prüfen, ob eine bestimmte Person mit den Frequenzen in Resonanz tritt: man stellt die entsprechende Frequenz auf der Lecher-Antenne ein und führt die Antenne von der Seite

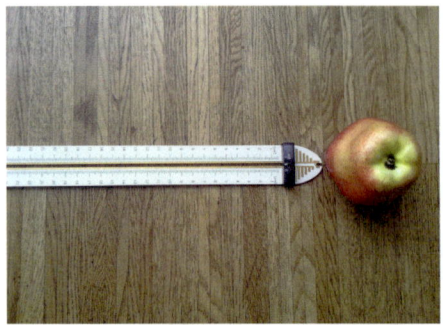

Abb. 4.1.1 a Frequenzbestimmung von Gegenständen. Die Lecher-Antenne wird auf einen Gegenstand (hier ein Apfel) gerichtet...

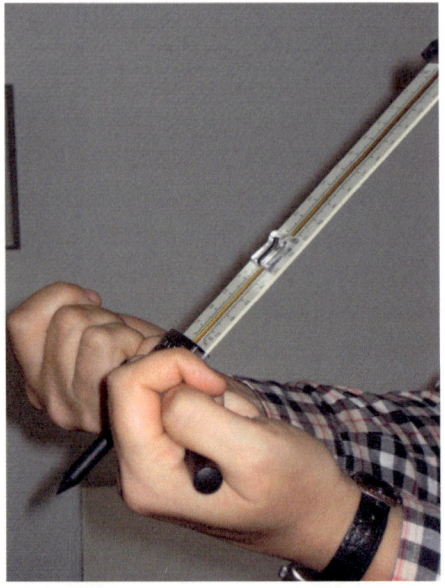

Abb. 4.1.1 b ...anschließend fährt man mit einer zweiten Lecher-Antenne die erste ab und notiert die gemessenen Frequenzen

her an die Person heran. Gibt es einen Reflex, so ist die Person grundsätzlich resonant für das Frequenzsignal des gemessenen Gegenstandes.

Erfolgen diese Messung und die entsprechende Reaktion »auf links«, so wird der betroffene Gegenstand für die Person belastend oder sogar schädlich sein.

Führt man die Messung »auf rechts« durch und erhält eine Reaktion, so ist das Gegenteil zutreffend: der Gegenstand stabilisiert die gemessene Person.

Wie in Kapitel 3.5.6 dargestellt, kann man die Intensität des Signals auch am Patienten prüfen und damit abschätzen, wie stark der Betreffende mit einer Frequenz in Resonanz tritt.

Auf diese Weise kann man ganz individuell prüfen, ob beispielsweise ein Nahrungsmittel oder eine Arznei für einen Menschen bekömmlich ist.

Die Mühe der Messung von Gegenständen kann man sich für Vieles allerdings sparen: Rudolf Mauthe in Herrenberg bei Stuttgart hat ein Tabellenwerk erstellt, in welchem die Frequenzen vieler Dinge und Gegenstände aus jahrelanger Erfahrung heraus zusammengetragen wurden. (4.1.1)

Hier findet man auch Frequenzen für Krankheitszustände (Rheuma, Allergien und vieles mehr) die man auf der Lecher-Antenne einstellen und dann bei einer Mess-Person »abfragen« kann.

Kennt man die Frequenzinformationen für fließendes Wasser, unterirdische Verwerfungen oder die Gitterstrukturen des Erdmagnetfeldes, so kann man auch prüfen, ob eine Person hierdurch an ihrem Schlafplatz belastet ist. Damit befinden wir uns auch schon mitten im Fachgebiet der Radiaesthesie (wörtlich:»Strahlenfühligkeit«). Radiaesthesie ist die Lehre von der Messung subtiler Strahlungssignale aus unserer Umwelt. Geht es mehr um die Auswirkungen solcher Frequenzsignale auf biologische Systeme bzw. Lebewesen, spricht man von »Geopathie« (einem »Leiden, das aus der Erde kommt«).

Tatsächlich handelt es sich dabei um jahrtausendealtes Erfahrungswissen. Instinktiv haben Menschen immer schon energetisch schlechte Plätze gemieden und gute, kraftspendende Orte gesucht. Auf den letzteren wurden oft Heiligtümer und Tempel errichtet, die meist so gestaltet sind, dass die energetische Wirkung noch verstärkt wurde. (4.1.2)

Leider löst gerade dieses Thema bei vielen Menschen Unverständnis und Ablehnung aus. Das ist oftmals auch mehr als berechtigt. Nirgendwo versammelt sich so viel Scharlatanerie, Halb- und Unwissen wie auf dem Gebiet der so genannten »Erdstrahlen«. Es beginnt mit dem Herausstreichen der »besonderen Gabe und Gnade des Wünschelrutengehens«, die doch –wie oben beschrieben- ein völlig normaler physiologischer Reflex ist. Jeder, der sich darum bemüht, kann diesen Reflex üben und für sich nutzen!

Wer an einen derartigen »Wünschelrutengänger« gerät, erlebt in der Regel den folgenden Ablauf: der Wünschelrutengänger hat schnell eine Wasserader direkt unter dem Bett seines Kunden ausgemacht. Meist wird dann die Stirn in Falten gelegt, und man erfährt etwas von einem »Krebsbett«. Spätestens dann ist der Kunde bereit, die angebotene »Abschirmmatte« für teures Geld zu erwerben …

Diese Vorstellungen sind physikalisch nicht haltbar. Wir wissen, dass der Mensch durchaus mit dem Schwingungssignal einer Wasserader auch noch in dreißig Meter Entfernung von seinem Bett in Resonanz treten kann, wenn er in seinem Körper über eine entsprechende Frequenz verfügt. Ob dieses Signal für ihn schädlich oder sogar stabilisierend ist, hängt- wie bereits erwähnt- von der Polarität des Signals ab. Es ist nicht vorstellbar, wie man mit einer zweidimensionalen Matte eine mehrdimensionale Schwingungsinformation »abschirmen« kann.

Welche wissenschaftlich begründeten Methoden zur Verbesserung eines geopathisch belasteten Schlafplatzes vorstellbar sind, soll später im weiteren Verlauf erörtert werden.

An dieser Stelle soll zunächst einmal nur festgehalten werden, dass technische (»Elektrosmog«) und natürliche (»Geopathie«) Schwingungsfelder nur einen Teil der Riesenfülle von elektromagnetischen Signalen darstellen, die Tag und Nacht auf den Menschen einwirken und unter bestimmten Bedingungen (»Resonanz«) eine biologische Wirkung entfalten können –im Guten wie im Schlechten.

Weiterführende Literatur:
4.1.1 Mauthe, Rudolf: Einstellwerte für Lecherantennen H3 Antennen, Selbstverlag, Anton Bruckner Str.18, 71083 Herrenberg (2006)
4.1.2. Kantilli, Günter: Naturheiligtümer in Europa, Plöchl Druck GmbH, A-4240 Freistadt (2010)

4.2 Messung von Signalfrequenzen an Personen

4.2.1 Störspurmessung

Menschen und vermutlich auch andere Lebewesen besitzen die erstaunliche Fähigkeit, Schwingungsinformationen zu speichern, wenn sie diesen wiederholt ausgesetzt werden. Da man im Durchschnitt acht Stunden in seinem Bett verbringt und sich dort zudem nur wenig bewegt, speichert der Organismus überwiegend die am Schlafplatz vorherrschende energetische Situation.

Als Speichermedium für diese Informationen muss das Gewebswasser vermutet werden. Immerhin besteht der menschliche Organismus zu ca. 70-80% aus Wasser, »Speicherplatz« ist also genügend vorhanden. Näheres zu den physikalischen Hintergründen für die Fähigkeit zur Informationsspeicherung von Wasser findet sich in Kapitel 5.2.1.

Einstweilen soll zunächst einmal das praktische Vorgehen dargestellt werden:

Man stellt die Lecher-Antenne auf den Wert 8,2 linksdrehend ein und kann so den Verlauf des großen Diagonal-Gitters »Süd-West« auf der Körperoberfläche erfas-

Einstellwerte Lecher Antenne für geopathische Schwingungssignale

Geopathisches Signal für	Einstellwert Lecher Antenne
Kleines Orthogonalgitter	12,2
Kleines Diagnonalgitter	6,9
Großes Orthogonalgitter	7,6
Großes Diagonalgitter	8,2
Fließendes Wasser	7,8
Künstlicher Vektor	7,8
Verwerfung	8,6
Hohlraum	7,4
Feuer/Infrarot	4,5
Eisen	5,5
Stehendes Wasser	1,35

Tabelle 4.2.1 Einstellwerte Lecher Antenne für geopathische Signale. Quelle: Archibo Biologica, B-3880 Opoeteren)

sen: man »scannt« den Oberkörper einer Person mäanderförmig mit der Antenne ab und markiert die Punkte, an denen man einen Ausschlag erhält. Die markierten Punkte werden vereinbarungsgemäß mit einem roten Klebeband verbunden.

Die Person wird fotografiert und das Foto später lagerichtig im Bett des Probanden positioniert.

Bei korrekter Messung wird man mit Hilfe eines Kompasses bestätigen können, dass das Diagonal-Gitter »Süd-West« tatsächlich in der Weise über die gemessene Person zieht, wie es das Foto zeigt.

Diese so genannte Störspurmessung darf als wissenschaftlicher Beweis für Geopathie gelten: Untersucher, die in der Mess-Methode geübt sind, werden in hohem Maß (mehr als 90%) reproduzierbare Ergebnisse erzielen.

Für den Übenden ist das Störspurverfahren ein gutes Training, denn es zeigt unbestechlich, ob richtig gemessen wurde oder falsch.

Natürlich speichert der Körper noch viel mehr Störspuren:

Mit dem Einstellwert 7,4 auf der Lecher-Antenne misst man die so genannte Hohlraum-Resonanz. Sie repräsentiert den energetischen Mittel-Punkt, bzw. die energetische Mittel-Linie geometrischer Körper. Bei Kugeln und Kuben ist die Hohlraum-Resonanz punktförmig. Bei Quadern, Zylindern etc. ist sie linienförmig. Der

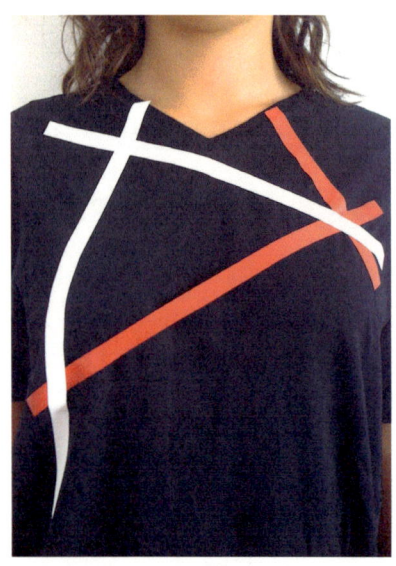

Abb. 4.2.1 Störspurmessung. Aus Gründen der Übersicht ist hier lediglich die Projektion des Orthogonal- (weiß) und des Diagonalgitters (rot) auf den Rumpf dargestellt

menschliche Oberkörper ist mehr oder weniger zylindrisch. Folglich ist die Hohlraum-Resonanz beim Menschen linienförmig. Sie projiziert sich aber nicht regelhaft achsensymmetrisch auf die Körperoberfläche, sondern ist meistens nach rechts oder links von der Längsachse versetzt. Das scheint von der Schlafposition abzuhängen, die der Proband im Tiefschlaf einnimmt. Nur bei reinen Bauch- oder Rückenschläfern kann man die Hohlraum-Resonanz in der Mittel-Linie darstellen.

Da der Hals und der Kopf eigenständige geometrische Formen darstellen, bilden sie das Störspurmuster des Rumpfes in verkleinerter Form entsprechend ab. Auch Arme und Beine besitzen somit ein analoges Störspurmuster. Dieses lässt sich aber nicht zuverlässig darstellen, da die Extremitäten im Schlaf zu sehr bewegt werden.

Weitere Störspuren sind die 7,8 für Wasseradern bzw. technische Belastungen (Radar), 8,6 für Verwerfungen, 7,6 für das große Orthogonal-Gitter.

Tabelle 4.2.1 listet die für Störspurmessungen relevanten Einstell-Werte auf der Lecher-Antenne auf.

Abbildung 4.2.1 zeigt ein Beispiel für eine Störspurmessungen am Patienten. Vereinbarungsgemäß werden die Hohlraum-Resonanz gelb, das große Diagonalgitter rot, das große Orthogonalgitter weiß, Wasseradern blau und Verwerfungen schwarz markiert.

Erfahrungsgemäß lassen sich an ein und derselben Person mehr als eine Wasserader mit zugehöriger Verwerfung messen. Das zeigt, dass der Mensch die Schwingungsinformationen von mehr als einer Wasserader aufnehmen kann, und dass diese Wasseradern eben nicht unter dem Bett oder dem Zimmerfußboden herziehen müssen, um eine biologische Wirkung zu entfalten.

Es genügt offenbar ein Abstand von bis zu 30 Metern zur Quelle des Signals, um im Körper eine messbare Reaktion zu erhalten.

Der Mensch bildet in seinem Körper holografisch alle Schwingungssignale ab, die in einem Umkreis von 30x30 Metern ortskonstant im Schlaf auf ihn einwirken. Auch jeder Raum eines Hauses bildet alle Schwingungssignale der Umgebung in verkleinerter Form ab und bildet so ein energetisches Hologramm. Daraus folgt: weder die Verlegung des Schlafplatzes in ein anderes Zimmer desselben Hauses, noch das Umstellen des Bettes innerhalb eines Schlafraumes wird einen nachhaltig entlastenden Effekt entfalten.

Optionen, wie man dennoch nachprüfbar eine Verbesserung der Belastungssituation am Schlafplatz erreichen kann, werden im Kapitel 5.2.5 dargestellt und diskutiert.

Wie Abbildung 4.2.1 zeigt, kommt es immer wieder zu Kreuzungen und Überschneidungen der Störspur-Linien. Derartige Kreuzungspunkte können biologisch sehr belastet sein. Das Ausmaß der Belastung hängt weniger von den *tragenden* Signalen (also für Wasser, Verwerfung und Gitterstrukturen), mehr von den *getragenen* Schwingungsinformationen ab. (Vgl. Kapitel 3.5.5)
Dieser Umstand erklärt, warum die Störspurmessung immer wieder einmal den wahren Grund für Schmerzen und Beschwerden liefert, die bei schulmedizinischer Untersuchung keine fassbare Ursache aufweisen. In Einzelfällen entwickelten sich sogar bösartige Tumore genau an derartigen Kreuzungspunkten.
In einem nächsten Untersuchungsschritt kann man nun die bekannten Organfrequenzen auf der Lecher-Antenne einstellen (Vgl. Kapitel 3.5.2) und damit die gekennzeichneten Störspuren abfahren. Erhält man entsprechende Ausschläge auf »links«, so enthält die *tragende* Störspur ein *getragenes* Signal, welches das entsprechende Organ belastet. Entsprechende Ausschläge auf »rechts« würden eher eine stabilisierende Organwirkung bedeuten.
Schließlich kann man in analoger Weise auf der Lecher-Antenne die Signalfrequenzen für verschiedene Krankheitszustände einstellen und damit ebenfalls die Störspuren ab«scannen«. Bei entsprechenden Antennenausschlägen auf »links« ergäbe sich bei Symptom freien Patienten eine Krankheitsdisposition. Liegen bereits entsprechende Symptome vor, so weiß man dann zumindest, »wer den unerwünschten Gast ins Haus schleppt«.
Therapeutisch ergäben sich daraus zwei Optionen:

1. Eine Stärkung der belasteten Organfunktion, zum Beispiel durch Diät und/

oder Phytotherapeutika/Homöopathika

2. Eine energetische Manipulation des *tragenden* Störsignales, um die negative *getragene* Schwingungsinformation auf das Organ auszuschalten.

Damit gibt die Störspuruntersuchung drei wichtige Informationen:
Zum Einen analysiert sie topografische Schmerz- und Belastungspunkte, die schulmedizinisch unerklärlich sind (Häufig geäußerter Verdacht: »Das muss was Psychisches sein!«).
Zum Anderen erklärt sie potentielle oder gar bereits manifeste Organbelastungen.
Schließlich zeigt sie Krankheits-Dispositionen und/oder zeigt die Ätiologie (Schlaf-platzbelastung!) einer manifesten Erkrankung.

4.2.2   Der Körperscan im Bereich des verlängerten Halsmarkes

4.2.2.1 Der Körperscan nach Hartmut und Inge Lüdeling

Wir hatten bereits erwähnt, dass die aus der Esoterik bekannte »Aura« bei nüch-tern-physikalischer Betrachtung das elektro-magnetische Streufeld aller Schwin-gungs-Signale des menschlichen Körpers darstellt.
Schon dem Geobiologen Reinhard Schneider war aufgefallen, dass sich diese Sig-nale im Bereich der Medulla oblongata (verlängertes Halsmark) besonders gut mit der Lecher-Antenne erfassen lassen.
Daraus entwickelten Hartmut und Inge Lüdeling ein Untersuchungsverfahren, das sie als »Körperscan« bezeichneten (4.2.2.1.1).
Für die Durchführung benötigt man eine zweite Lecher-Antenne. Um einen mög-lichsten großen Frequenzbereich zu erfassen, sollte diese zweite Antenne mög-lichst lang sein. Der Kurzschlußschieber der zweiten Antenne sollte sich ganz an der Antennenspitze befinden. Diese Antenne wird waagerecht auf einem Foto-stativ befestigt. Das Stativ wird so verstellt, dass die Antennenspitze ungefähr auf die Mitte der Halswirbelsäule des Probanden ausgerichtet ist. Der Proband sitzt auf einem Stuhl.
Der Untersucher ergreift nun seine Lecher-Antenne und fährt mit ihr von der Spitze zur Basis die auf dem Stativ befestigte zweite Lecher-Antenne ab. Um die Dezimal-

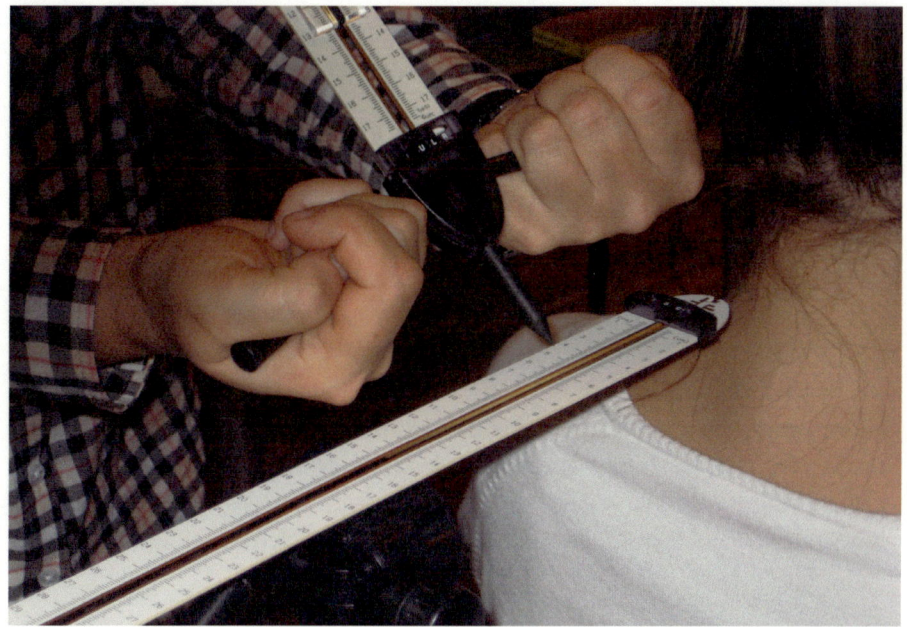

Abb. 4.2.2.1.1 Frequenz-Scan an der Medulla oblongata

stellen der Einstellwerte gut erfassen zu können, empfiehlt sich die Verwendung einer so genannten Peilspitze, die im Pegelbereich der Antenne befestigt wird.

Die Messung erfolgt auf »links«, denn wir wollen im Allgemeinen ja die belastenden, krank machenden Frequenzen erfassen.

Je nach Sensibilität des Untersuchers kann man manchmal mehr als zehn belastende Frequenzen ermitteln. Es ist nützlich, eine Hilfsperson zu bitten, die gemessenen Frequenzen zu notieren.

Unter den gemessenen Frequenzen wird man meistens eine oder mehrere Frequenzen finden, die in einem Zusammenhang mit den vom Patienten geklagten Beschwerden stehen. Tabellenwerke sind dabei hilfreich (4.2.2.1.2). (Abb.4.2.2.1.1)

Weiterführende Literatur:
4.2.2.1.1 Lüdeling, Hartmut: Handbuch der Radiaesthesie. Edition Eike Hensch, Drachen Verlag (2006)
4.2.2.1.2. Mauthe, Rudolf: Einstellwerte für Lecherantennen H3 Antennen, Selbstverlag, Anton Bruckner Str.18, 71083 Herrenberg (2006)

4.2.2.2 Der Körperscan, Variante mit dem Pendel

Eine Alternative zu der oben beschriebenen Methode stellt die Verwendung eines Pendels anstelle der Lecher-Antenne dar. Auch hier wird ein Fotostativ mit einer darauf waagerecht positionierten langen Lecher-Antenne benötigt. Statt nun mit der Lecher-Antenne die auf dem Stativ befestigte Antenne abzufahren, führt man im analogen Sinn ein Pendel an der Lecher-Antenne entlang. Sobald man auf eine resonante Frequenz trifft, wird das Pendel seine Richtung ändern. Bei dieser Methode kann es schwierig sein, die Dezimalstelle der Frequenz richtig zu ermitteln.

Statt des Pendels kann auch ein Tensor (so genannte Einhandrute) eingesetzt werden. Auch hier kann die Messung der Dezimalstelle schwierig sein.

Entscheidend für den Erfolg ist weniger die Methode an sich. Wichtiger sind persönliche Vorerfahrungen im Umgang mit Lecher-Antenne, Pendel und/oder Tensor. Man sollte die Methode bevorzugen, mit der man sich sicher fühlt!

4.2.2.3 Der Körperscan, Variante mit dem Reflex aurikulo-cardial (Nogiér)

Der französische Arzt Paul Nogiér (1908-1996) entdeckte bei seinen Forschungen über die Ohrakupunktur, dass die Stimulation bestimmter Akupunktur Punkte eine kurzzeitige Verzögerung des Pulsschlages auslöst. Nogiér selbst bezeichnete dieses Phänomen als »Reflex aurikulo-cardial«. Abgekürzt spricht man vom »RAC« oder »VAS« (vaskulär autonomes Signal). Auch die Bezeichnung »Nogiér Reflex« ist üblich. Diese kurzzeitige Verzögerung des Pulsschlages lässt sich mit einiger Übung durch Pulstasten gut registrieren.

Tastet man nun mit der linken Hand den Puls des Probanden und fährt mit einem spitzen metallischen Gegenstand (zum Beispiel einer Akupunktur Nadel o.ä.) von der Spitze der Lecher-Antenne Richtung Antennen-Basis, so wird man bei jeder Resonanzfrequenz einen RAC erhalten.

Diese Methode ist in der Hand des Geübten sehr feinfühlig und liefert exakte Ergebnisse.

5.0 Therapeutische Interventionsmöglichkeiten

Bis jetzt konnte dargestellt werden, wie man mit Hilfe der Lecher-Antenne bestimmte Körpersignale identifizieren kann. Daneben wurde gezeigt, wie man
derartige Körpersignale in Relation zu Gegenständen (Materie) und nicht materiellen Schwingungsinformationen bringen kann. Denn die Lecher-Antenne bietet ja die Möglichkeit, Schwingungssignale von materiellen und immateriellen
Dingen zu erfassen und zu prüfen, ob ein Patient dasselbe Schwingungssignal
aufweist. Dies wiederum bedeutet nicht mehr und nicht weniger, als dass der
Patient mit diesem Schwingungssignal in Resonanz treten kann. Dieses Reso-
nanz-Geschehen eröffnet erst die Möglichkeit einer biologischen Reaktion im
Patienten, sei es im Sinne einer Störung oder aber auch einer Stabilisierung des
Körperfeldes.

Wir sind uns dessen nicht bewusst. Dennoch spielen sich im menschlichen Organismus permanent und gleichzeitig tausende und abertausende von energe-
tisch-informationellen Resonanzreaktionen ab: zwischen den Zellorganellen, den
Körperzellen und den Organen selbst, und schließlich auch mit Schwingungsinformationen aus der Umwelt.

»Geheimnisvoll im hellen Tageslicht lässt sich Natur des Schleiers nicht berauben.
Und was sie Dir nicht offenbaren will, erzwingst Du nicht mit Hebeln und mit
Schrauben.« (Goethe)

Es bleibt derzeit ein Geheimnis, auf welch genial-subtile Weise der Organismus in
der Lage ist, trotz zahlreicher externer Störsignale immer wieder aufs neue sein
eigenes »gesundes« Informationsfeld zu regenerieren. Tatsache ist: biologische
Systeme sind in der Lage -entgegen dem sonstigen Trend thermodynamisch ge-
schlossener Systeme- höhere Ordnungszustände zu erzeugen. Man spricht von
»Negentropie« oder »Syntropie«.

Krankheit definiert sich aus diesem Blickwinkel als ein Zustand größerer Unordnung des biologischen Informationsfeldes und geht mit einem Informationsverlust (Entropie) einher.

»Gesundheit« ist also keineswegs ein stabiler Zustand, sondern das höchst labile
und flüchtige Ergebnis einer ausreichenden Regulationsfähigkeit. Nimmt die Intensität störender Signale zu, oder ist die Regulation geschwächt, kann der Körper
kein vollständiges Informationsfeld mehr aufbauen. Insoweit definiert sich Krankheit als Informationsverlust.

Für die Therapie ergeben sich daraus zwei grundsätzliche Strategien:

1. Verändere das Informationsfeld unmittelbar am Patienten dergestalt, dass ein Optimum an Regulation möglich wird
2. Spüre belastende (disharmonische) Schwingungsinformationen im Umfeld des Patienten auf und verändere das Informationsfeld der Umgebung so, dass es mit dem Informationsfeld des Patienten optimal harmoniert.

5.1 Interventionsmöglichkeiten am Patienten selbst

Im Kern geht es hierbei im Wesentlichen um das Auffinden und Manipulieren von energetisch relevanten Stellen an der Körperoberfläche (»Triggerpunkte«) einerseits, sowie die Identifikation von geeigneten Heilmitteln andererseits.

5.1.1 Lecher-Antenne und Akupunktur

Dies ist nicht der Ort für einen auch nur einigermaßen umfassenden Abriss der Traditionell Chinesischen Medizin (TCM). Die Literatur hierüber füllt Bibliotheken. Der Grund: die TCM stellt ein ganz eigenes, in sich geschlossenes System mit einer eigenen »Realität« dar, die mit unserem westlichen Alltagsdenken zunächst kaum kompatibel ist.

Tatsache ist aber, dass sich die TCM und insbesondere die Akupunktur hierzulande großer Beliebtheit erfreut. Die GERAC Studie (German Acupuncture Trial 2000-2007) zeigt, dass ihre Erfolge -auch an westlich-wissenschaftlichen Maßstäben gemessen- nicht von der Hand zu weisen sind. (5.1.1.1, 5.1.1.2)

Im Alltag zeigt sich aber immer wieder, dass die Erfolgsraten der Akupunktur erheblich schwanken: manche Therapeuten erzielen erstaunliche Ergebnisse und können Beschwerden zum Verschwinden bringen, die zuvor jahrelang anderen Behandlungsmethoden getrotzt haben. Dagegen benötigen andere zahlreiche Sitzungen und erreichen dennoch wenig oder gar nichts.

Die Ursache für diese Diskrepanz liegt offenbar darin, dass ein standardisiertes, schematisches Vorgehen (»Kochbuch-Akupunktur«) die Notwendigkeit einer effektiven energetischen Beeinflussung der Körperregulation ignoriert.

Nach traditionell chinesischer Vorstellung liegt Gesundheit dann vor, wenn die Lebensenergie »Chi« harmonisch durch die Energieleitbahnen (»Meridiane«) fließt. Die Manipulation von Knotenpunkten im Verlauf dieser Leitbahnen (»Akupunkturpunkte«) dient dem Zweck, den Fluss des »Chi« zu harmonisieren.

Aus unserer, hier entwickelten Sichtweise sind Akupunkturpunkte nichts weiter als energetisch gestörte Punkte, von denen eine Störwirkung für das Informationsfeld des Patienten und damit für seine Gesundheit ausgeht.

Von Bedeutung für einen therapeutischen Erfolg ist daher

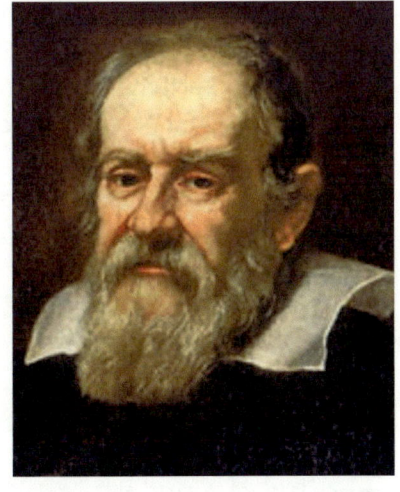

Abb. 5.1.1.1 Galileo Galilei führte das Experiment in die Wissenschaft ein und prägte den modernen Wissenschaftsbegriff durch den Galileischen Verzicht. (Quelle: Wikipedia)

- Die Auswahl der zu therapierenden Funktionskreise (Meridiane)
- Die Punktauswahl
- Und schließlich eine effektive Beeinflussung der gewählten Punkte.

Natürlich hat die chinesische Medizin selbst Verfahren und Hilfsmittel entwickelt, um diese für einen Erfolg essentiellen Probleme zu bearbeiten: die Pulsdiagnose, die Zungendiagnose und die Syndromlehre. In der Neuzeit kam noch der Nogiér Reflex (siehe 4.2.2.3) hinzu.

Doch für jemanden, der im westlichen Kulturkreis groß geworden ist, sind insbesondere die Pulsdiagnostik und die Syndromlehre schwer zu erfassen und im therapeutischen Alltag schwierig umzusetzen. Manch einer fühlt sich mit den wissenschaftlichen Prinzipien Galileo Galileis (1564-1642) wohler. Galilei prägte wie kein zweiter unseren heute gültigen Wissenschaftsbegriff. Er führte das Experiment in die Wissenschaft ein und ließ nur noch gelten, was zähl-, mess- und wägbar war (»pons-numero-mensura«). Damit wurde natürlich alles als »unwissenschaftlich« ausgeschlossen, was sich diesen Prinzipien entzieht. Deshalb spricht man in diesem Zusammenhang auch vom »Galileischen Verzicht«. Weniger ist eben manchmal mehr: es ist unbestritten, dass nach Galilei enorme wissenschaftliche und technische Fortschritte gemacht wurden.

»Durch Messen zum Wissen« – »Messen, was messbar ist. Messbar machen, was (noch) nicht messbar ist«

Diese Möglichkeit bietet uns die Lecher-Antenne. Sie schlägt eine Brücke zwischen westlich-neuzeitlichem Wissenschaftsverständnis und der Traditionell Chinesischem Medizin. (Abb. 5.1.1.1)

Weiterführende Literatur:

5.1.1.1 Scharf HP, Mansmann U, Streitberger K, Witte S, Krämer J, Maier C, Trampisch HJ, Victor N. Acupuncture and knee osteoarthritis: a three-armed randomized trial. Ann Intern Med. , 145(1):12–20 (2006)

5.1.1.2 Haake M, Müller HH, Schade-Brittinger C, Basler HD, Schäfer H, Maier C, Endres HG, Trampisch HJ, Molsberger A. German Acupuncture Trials (GERAC) for chronic low back pain: randomized, multicenter, blinded, parallel-group trial with 3 groups. Arch Intern Med. , 167(17): 1892–8 (2007)

5.1.1.1 Meridian- und Akupunktur Punktauswahl

Manchmal findet sich schon bei der Durchführung des Körperscans (Kapitel 4.2.2) eine Frequenz, die auf eine Meridianstörung hinweist, wenn wir im »Mauthe« (5.1.1.1.1) nachschlagen.

Wenn wir aber gezielt eine Akupunkturbehandlung durchführen wollen, ist es effektiver, die bekannten Lecher Einstellwerte für die verschiedenen Meridiane im »Mauthe« nachzuschauen und dann durch seitliches Eintauchen mit der Lecher-Antenne in das Informationsfeld des Patienten zu überprüfen, ob überhaupt eine Reaktion auf »links« kommt. Nur dann dürfen wir uns von einer Nadelung des entsprechenden Meridians auch eine positive Wirkung erhoffen.

Mit einiger Übung hat man die vierzehn Hauptmeridiane schnell durchgeprüft. Die Tabelle 5.1.1.1.1 gibt die Einstellwerte für die vierzehn Hauptmeridiane auf der Lecher-Antenne wieder.

Hat man nun festgelegt, welche Meridiane zu behandeln sind, muss entschieden werden, welche Punkte auf den einzelnen Meridianen therapiert werden müssen.

Dazu kann man zwei Strategien einschlagen. Die schnellere, einfachere und nicht unbedingt schlechtere Methode besteht darin, den Zustimmungspunkt (Shu-Punkt) des entsprechenden Meridians auf dem Blasenmeridian des Patienten am Rücken zu behandeln.

Man stellt dazu den Lecher Einstellwert des entsprechenden Meridians ein und fährt von oben nach unten den Blasenmeridian am Rücken des Patienten ab. Ein Antennenreflex markiert die Stelle(n) auf dem Blasenmeridian, die behandelt werden muss (müssen). Die Behandlung kann nun ganz »klassisch« mit Akupunkturnadeln oder durch Moxibustion erfolgen. Genauso gut kann man aber auch mit Laser Akupunktur arbeiten. Die koreanische Akupunktur verwendet Sesamkörner oder kleine Metall-Kügelchen, welche auf die Akupunkturpunkte aufgelegt werden.

Meridian	Einstellwert Lecher Antenne
Lunge	4,00
Dickdarm	4,90
Leber	3,80
Gallenblase	3,40
Herz	3,60
Dünndarm	5,20
Milz-Pankreas	3,90
Niere	3,30
Magen	3,50
Blase	2,70
Perikard	2,90
Dreifacherwärmer	3,70
Konzeptionsgefäß	3,10
Lenkergefäß	3,00

Tabelle 5.1.1.1.1 Einstellwerte Lecher Antenne für Meridiane (Modifiziert nach Mauthe)

Schließlich ist auch die manuelle oder instrumentelle Massage (Akupressur) der betreffenden Punkte möglich.

Darüberhinaus kann der therapeutische Effekt noch durch die Injektion von homöopathischen Arzneimitteln in den Akupunkturpunkt verstärkt werden. Dieses Vorgehen bezeichnet man als »Homöosiniatrie«.

Nach allem, was bislang dargelegt wurde ist klar, dass gerade auch hier der therapeutische Erfolg von der Auswahl des richtigen homöopathischen Arzneimittels (dem so genannten »Simillimum«) abhängt.

Wie man dieses »Simillimum« mit Hilfe der Lecher-Antenne finden kann, soll später beschrieben werden. Ebenso eine spezielle Methode der Punktbehandlung, die kleine Magneten verwendet und die der Autor »Vitapunktur®« genannt hat.

Die andere Strategie besteht darin, den Meridianverlauf des ermittelten und zu behandelnden Meridians auf der Körperoberfläche abzufahren und solche Punkte zu behandeln, die einen Antennenreflex auslösen. Diese Methode ist insbesondere dann sinnvoll, wenn sich Schmerz- oder Beschwerdestellen im anatomischen Bereich des Meridianverlaufes finden.

Weiterführende Literatur:
5.1.1.1.1 Mauthe, Rudolf: Einstellwerte für Lecherantennen H3 Antennen, Selbstverlag, Anton Bruckner Str.18, 71083 Herrenberg (2006)

5.1.1.2 Kombination von Symptomfrequenz und Meridiansystem

Eine weitere Verbesserung und Präzisierung der Therapie ist durch die Verknüpfung der spezifischen Frequenz eines Symptoms und des zugehörigen Meridians bzw. seiner Akupunkturpunkte möglich.

Dazu werden in einem ersten Schritt der oder die betroffenen Meridiane ermittelt wie in 5.1.1.1 dargestellt.

Im zweiten Schritt setzen wir wieder den Körperscan ein. Jetzt wird der Antennenpegel jedoch nicht mehr auf die Medulla oblongata gerichtet, sondern auf die erkrankte Körperstelle bzw. das erkrankte Organ. Die Messung mit der Lecher-Antenne liefert uns eine oder mehrere Frequenzen, die pathognomonisch für das Problem sind.

Mit diesen Einstellwerten suchen wir dann den bereits ermittelten Meridian ab und behandeln die Stellen, die uns einen Antennenreflex auf »links« liefern. Natürlich können wir auch wieder die Krankheitsfrequenz im Verlauf des Blasenmeridians (»Shu-Punkt-Methode«) am Rücken des Patienten aufsuchen und behandeln.

5.1.2 Vitapunktur®

Für eine wirklich effektive therapeutische Beeinflussung des Informationsfeldes ist die exakte Identifizierung des Punktes am Patienten von entscheidender Bedeutung. Die eigentliche Behandlung des Punktes (Nadeln, Massieren, Klopfen, Sesamkörner, Metallkügelchen…) ist dabei möglicherweise von untergeordneter Bedeutung. Wie schon gezeigt, existieren hierzu viele Optionen.

Die »klassische« Methode ist zweifellos die Nadelung: die Akupunktur wird quasi als Synonym für die chinesische Medizin gebraucht, obwohl diese doch wesentlich mehr umfasst (Kräutermedizin, Ernährungslehre) als die bloße Nadeltherapie.

Die Akupunktur als Nadeltherapie hat aber auch Nachteile: viele Menschen haben eine »Nadel-Phobie« und fürchten sich schon vor der bloßen Vorstellung, mit einer Nadel gestochen zu werden. Tatsächlich ist das Einstechen der Nadel nicht wirklich angenehm. Gerade wenn der Punkt »gut« getroffen wurde und sich der Energiestau im Meridian löst, kommt es zu einer in der Tiefe des Gewebes empfundenen Sensation, die man »de Qi« Gefühl nennt.

Daneben gibt es eine ganze Reihe »gefährlicher« Punkte. Ihre Nadelung kann in der Hand des wenig Geübten nicht nur Schmerzen, sondern auch schwere Verletzungen wie Pneumothorax, Gefäß- und Nervenschäden verursachen. Deshalb ist einer Methode, die bei gleicher oder höherer Effektivität weniger Risiko aufweist, der Vorzug zu geben.

Schließlich bedeutet die Nadelung einen relativ kurzen zeitlichen Impuls: aus räumlichen und organisatorischen Gründen muss eine Akupunktursitzung meistens nach einer halben Stunde beendet und die Nadeln gezogen werden. Um einen guten therapeutischen Effekt zu erzielen müssen daher zahlreiche, womöglich sogar tägliche Behandlungen eingeplant werden. Das ist bei vielen termingeplagten Patienten oftmals nicht möglich.

Alle diese Nachteile können mit der Vitapunktur® umgangen werden.

Vitapunktur® bedeutet: energetisch gestörte Punkte mit Hilfe der bereits dargestellten Methoden und der Lecher-Antenne zu erfassen und die gestörte Energetik durch Aufbringen kleiner Magnete zu harmonisieren.

Wie eingangs erwähnt, geht eine Störung der Energetik mit einer negativen Polarität (Links-Spin) einher. Eine solche negative Polarität soll nun durch ein rechts drehendes, positives Magnetfeld ausgeglichen (harmonisiert) werden.

Akupunktupunkte, oder besser formuliert: energetisch gestörte Triggerpunkte sind klein. So genügt für die Vitapunktur® ein scheibenförmiger Magnet von fünf mm Durchmesser und einem mm Stärke. Ein solcher Magnet entfaltet eine magnetische Flussdichte von 0,1 Tesla (1.000 Gauß). Die Magnetisierung soll durch den Durchmesser angeordnet sein. Vorteilhaft ist die Verwendung von Neodym-

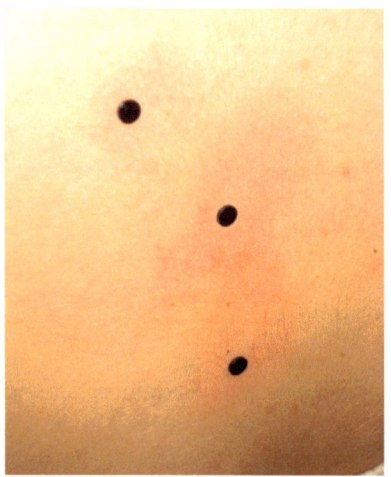

Abb. 5.1.2.1 Bei richtiger Positionierung haftet der Magnet auf der Haut gegen die Schwerkraft. Als Ausdruck der energetischen Stimulation des Triggerpunktes entsteht ein roter Hof.

Magneten. Sie sind magnetisch sehr stabil und stellen eine Legierung aus Eisen, Neodym und Bor dar.

Allerdings ist Neodym sehr spröde. Um seine mechanische Festigkeit zu erhöhen, werden Neodym-Magnete häufig vernickelt. Viele Menschen leiden unter einer Nickel-Allergie. Daher sollten vernickelte Magnete mit einer dünnen Kunststoff-Folie überzogen sein. Alternativ können auch vergoldete oder verzinkte Magnete eingesetzt werden.

In der praktischen Anwendung soll der Magnet stets mit seinem Plus-Pol auf den Triggerpunkt aufgelegt werden, um das hier vorherrschende negative Feld zu neutralisieren.

> **Dabei kann man eine erstaunliche Beobachtung machen: wurde der Triggerpunkt korrekt ermittelt, wird der Magnet mit seinem Plus-Pol auf der Haut haften, und zwar auch gegen die Schwerkraft!**

Damit bietet die Vitapunktur®-Methode eine perfekte Kontrolle, den Triggerpunkt auch wirklich getroffen zu haben. Diese Sicherheit kann durch keine andere Methode erreicht werden.

In vielen Fällen bildet sich unmittelbar nach Aufbringen des Magneten ein roter Hof in dessen Umfeld. (Abb. 5.1.2.1) Dieses Phänomen spiegelt die sofort einsetzende Regulationsantwort des Organismus wieder. Bei vielen Patienten kommt es zu einem aus der Neuraltherapie bekannten »Sekunden-Phänomen«: die Beschwerden, die oft schon Wochen oder Monate bestanden, sind augenblicklich verschwunden.

Nebenwirkungen sind in den Jahren ihrer Anwendung noch nie beobachtet worden. Natürlich muss bei der Verwendung vernickelter Magneten mit allergischen Hautreaktionen gerechnet werden. Auch sollten die Magnete nicht auf entzündete, ekzematös veränderte Hautflächen oder auf Wunden gebracht werden.

Bei starker Körperbehaarung sollten mit Einverständnis des Patienten entsprechende Hautpartien rasiert werden. Andernfalls würde keine Haftung des Magneten eintreten.

Das Vorhandensein von Herzschrittmachern oder metallischen Körperimplanta-
ten, Kunstgelenken und Osteosynthesematerial stellt keine Kontraindikation für
die Vitapunktur® dar. Voraussetzung ist natürlich ein ausreichend dicker Weichge-
websmantel über dem Implantat, der eine Druckschädigung des Gewebes durch
eine direkte Anziehung zwischen Implantat und Magnet ausschließt.

Auch eine Behandlung mit gerinnungshemmenden Mitteln (Marcumar, Acetyl-
salicylsäure) stellt keinen Hinderungsgrund für die Anwendung der Vitapunktur®
dar, wohl aber für die klassische Nadeltherapie wegen der Blutungsgefahr.

5.1.2.1 Punktidentifizierung und Punktauswahl

Von großer Bedeutung für den Behandlungserfolg ist die Auswahl der richtigen
Triggerpunkte. Das gilt für die klassische Nadeltherapie ebenso wie für die Vita-
punktur®. Einerseits kann die Punktauswahl nach den Regeln der TCM erfolgen.
Das setzt natürlich eingehende Kenntnisse voraus.

Für die Vitapunktur® sind derartige Kenntnisse zwar nützlich, aber nicht unbedingt notwendig. Durch die Messung an der Medulla oblongata erhält man ja die
zu behandelnden Schwingungssignale. Nun macht man sich den Vorteil zu nutze,
dass über die so genannten Zustimmungspunkte auf dem Blasenmeridian am
Rücken des Patienten sämtliche Meridiane und damit das gesamte Energiefeld
des Patienten angesprochen werden können.

Der Abschnitt des Blasenmeridians, welcher die Zustimmungspunkte (»Shu«-
Punkte) enthält, verläuft 1,5 cun (ein »cun« entspricht einer Daumenbreite) lateral
der Dornfortsätze der Wirbelsäule.

Jetzt stellt man die beim Scan ermittelten Einstellwerte auf der Lecher-Antenne
ein und fährt rechts und links den Blasenmeridian am Rücken ab. Überall dort, wo
man einen Antennen-Ausschlag erhält, wird ein Magnet mit dem Pluspol aufgebracht (Abb. 5.1.2.1.1).

Die exakte Positionierung zeigt sich daran, dass der Magnet spontan haften bleibt.
Ferner sollte das Antennen-Signal nach Aufbringen des Magneten an dieser Stelle
vollständig erloschen sein. Wenn es beim Überfahren des Magneten mit der ent-

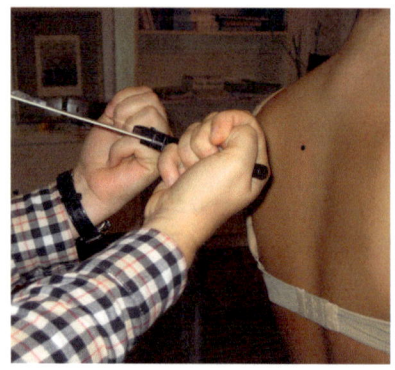

Abb.5.1.2.1.1 Scannen des Blasenmeridians im Rückenbereich und Identifizierung des zu behandelnden Triggerpunktes

sprechenden Einstellfrequenz noch in einer Richtung zu einem Antennen-Ausschlag kommt, sollte der Magnet noch um den Bruchteil eines Millimeters in diese Richtung verschoben werden, und zwar so lange, bis das Antennen-Signal ganz verschwunden ist.

Es sollten so viele Magnete aufgebracht werden, bis das Signal auch an der Medulla oblongata nicht mehr nachweisbar ist.

Die Magnete werden mit einem hypoallergenen und wasserfesten Pflaster fixiert. So können die Magnete ausreichend lange einwirken. Hier sollte dem Patienten ein breiter Spielraum eingeräumt werden: manche Patienten haben schon nach zwölf oder 24 Stunden das Bedürfnis, den Magneten wieder zu entfernen. Andere belassen die Magnete mehrere Wochen. Die meisten Menschen entwickeln ein gutes Gefühl für die Einwirkdauer der Magnete. Sobald das Energiefeld ausgeglichen ist, können die Magnete wieder entfernt werden. Sie haben ihre Pflicht getan.

Es ist nicht ungewöhnlich, dass ein solcher Therapiemagnet sich bis zu einem Millimeter tief in die Haut einzieht, so stark kann das Energiefeld an einem Triggerpunkt gestört sein! Wenige Stunden nach der Entfernung des Magneten haben sich diese Hautvertiefungen wieder ausgeglichen.

Jeder Akupunkturpunkt kann zur Therapie herangezogen werden, wenn er nur energetisch relevant ist. Manchmal findet sich ja auch beim Scan an der Medulla oblongata das Signal eines gestörten Meridians. Wie schon erwähnt, kann dann der Meridian in seinem Verlauf abgefahren werden und belastete Punkte mit Magneten entstört werden.

Auch (druck)schmerzhafte Punkte können mit Magneten versorgt werden. Die chinesische Medizin kennt derartige Punkte ebenfalls. Sie werden –halb scherzhaft- auch als »Da-Wo`s« (weh tut) Punkte bezeichnet. Das Punktum maximum kann mit der Lecher-Antenne auf dem Einstellwert 4,15 detektiert werden.

Bisweilen erlebt man mit der Vitapunktur® -ähnlich wie bei der Neuraltherapie- ein echtes »Sekundenphänomen«: lange Zeit bestehende Beschwerden sind schlagartig verschwunden. Wenn das »Sekundenphänomen« ausbleibt, lohnt sich in den meisten Fällen eine geduldige Fortsetzung der Behandlung. In manchen Fällen tritt die gewünschte Besserung erst nach einigen Wochen ein. In solchen Fällen haben sich Behandlungsintervalle von ungefähr zehn Tagen bewährt.

5.1.3 Ermittlung geeigneter Therapieverfahren und Heilmittel

Es gibt viele naturheilkundliche Möglichkeiten der Behandlung. Die meisten Therapeuten arbeiten mit unterschiedlichen Verfahren: Homöopathie, Bachblüten, Schüsslersalze, Phytotherapie, Spagyrik… Wenn man mehrere Verfahren beherrscht, ist man oft nicht sicher, welches wohl am schnellsten und sichersten zum Erfolg führt.
Auch hier kann die Lecher-Antenne Klarheit schaffen. Es ist empfehlenswert, sich ein Paneel von Testsätzen mit homöopathischen Mitteln, Bachblüten usw. zu zulegen. Die Testsätze werden neben einander gelegt. Wieder ermittelt man mit der Lecher-Antenne entweder an der Medulla oblongata oder dem erkrankten Organ die entsprechende Leitfrequenz. Anschließend prüft man, bei welchem Testsatz die stärkste Reaktion erfolgt. Auf das so ermittelte Therapieverfahren wird der Patient am besten reagieren.
Dieses Testverfahren ist durchaus nicht auf arzneiliche Therapien beschränkt. Auch mentale Therapieverfahren wie Hypnose, Reiki, Schamanismus und dergleichen können auf ihre grundsätzliche Effektivität hin überprüft werden. Anstelle eines Testsatzes benötigt man natürlich irgendetwas anderes, das mit der Therapiemethode in Resonanz steht. So kann man beispielsweise zur Überprüfung der Therapieoption »Hypnose« ein Pendel messen, mit dem man gewöhnlich die Hypnose einleitet.
Nachdem auf diesem Wege das grundsätzliche Vorgehen festgelegt ist, kann man nun bei den verschiedenen arzneilichen Therapieverfahren den entsprechenden Testkasten öffnen und mit der Lecher-Antenne das passende Einzelmittel bestimmen (Abb. 5.1.3.1)
Wer sich auf diese einfache Methode nicht einlassen möchte und lieber mit Hilfe klassischer Indikationen arbeitet, wird oft in die Lage kommen, eine Entscheidung zwischen mehreren gleichwertigen Mitteln treffen zu müssen. Spätestens

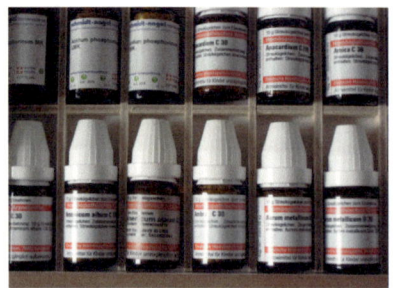

Abb. 5.1.3.1 Das richtige homöopathische Einzelmittel kann man mit der Lecher Antenne finden

an diesem Punkt der Arzneimittelfindung wird man den Vorteil der Messung mit der Lecher-Antenne wieder zu schätzen wissen, um eine Triage zwischen mehreren »gleichwertigen« Mitteln treffen zu können. Manchmal ist man auch erstaunt, dass keines der auf klassischem Wege ermittelten Arzneimittel eine Reaktion auslöst. Sucht man dann ausschließlich mit der Lecher-Antenne das Mittel aus, ergeben sich oft bei näherer Betrachtung auch gute konventionelle Argumente für diese Wahl.

5.2 Interventionsmöglichkeiten im Umfeld des Patienten.

Therapeutische Interventionen finden in den allermeisten Fällen am Patienten selbst statt. Das hat gute Gründe, und wie wir bisher gesehen haben, gibt es eine Vielzahl von Möglichkeiten auf naturheilkundlich-energetischer Ebene erfolgreich einzugreifen.

Jeder Therapeut wird aber die Erfahrung machen, dass Beschwerden hartnäckig und rückfallfreudig sein können. Schon Samuel Hahnemann (1755-1843) erkannte dieses Problem. Er führte es auf so genannte »Heilungshindernisse« zurück und sah diese in erster Linie in miasmatischen Einflüssen (also ererbten Krankheitsdispositionen) und in Fehlern der Lebensführung (5.2.1). In der klassischen Homöopathie sollen Miasmen durch entsprechende homöopathische Mittel getilgt werden. Darüberhinaus verweisen Homöopathen bei mangelndem Therapieerfolg gerne auf den Genuss von Kaffee, bzw. den Gebrauch pfefferminzhaltiger Zahnpasta.

Diese Sichtweise scheint ein wenig trivial. Auf der Basis des in Kapitel 2.2 Dargelegten muss noch einmal verdeutlicht werden: das biologische System »Mensch« wird gesteuert und reguliert durch elektromagnetische Informationsfelder. Dieses spezifisch menschliche Informationsfeld steht physikalisch in permanenter Interaktion (Interferenz) mit den Feldern der Umwelt.

Wie Prigogine gezeigt hat, besitzt das menschliche Informationsfeld die Fähigkeit zur Negentropie (Syntropie): es ist in der Lage, sich gegen äußere Einflüsse wieder und wieder zu regenerieren (5.2.2). Es wird aber gleichzeitig deutlich, dass diese regenerative Arbeit durch günstige Umfeldbedingungen erleichtert bzw. ungünstige Umfeldbedingungen erschwert oder gar verhindert werden kann.

Liegen nun ungünstige Umfeldbedingungen vor, welche die Fähigkeiten zur Syntropie überfordern, so wird ein chronisches gesundheitliches Defizit die Folge sein. Interventionen am Patienten können dann zwar ein kurzfristiges (Pseudo)Gleichgewicht wiederherstellen. Sobald aber die Wirkung der Intervention abklingt, wird der alte belastete krankhafte Zustand wieder eintreten.

Ein dauerhafter gesundheitlich stabiler Zustand kann nur erreicht werden, wenn der Mensch in einem harmonisch stabilisierenden Umfeld lebt.

Als relevante externe Faktoren in diesem Sinne gelten:

• Wasser
• Atemluft
• Nahrung
• Sozio-kulturelle Rahmenbedingungen und psychische Wechselwirkungen
• Energetisch – informationelle Einflüsse am Schlafplatz und am Arbeitsplatz

Weiterführende Literatur:
5.2.1. Hahnemann, Samuel: Organon der Heilkunst.' Aude Sapere', Karl F. Haug Fachbuchverlag (1999)
5.2.2. Nicolis, G. and Prigogine, I.: Self-Organization in Nonequilibrium Systems, Wiley-Interscience, New York, (1977)

5.2.1 Wasser

Leben ohne Wasser ist unvorstellbar. Sämtliche Überlegungen von Astronomen über die Existenz von Lebewesen außerhalb unseres Planeten knüpfen sich an den Nachweis von Wasser. Ein erwachsener Mensch besteht zu 75-80% aus Wasser. Der Wassergehalt eines Säuglings reicht an 90%. Körperwasser wird in hohem Masse umgesetzt: während der Mensch bis zu drei Monate ohne feste Nahrung auskommt, führt der Entzug von Wasser bzw. wasserhaltigen Getränken nach drei Tagen zum Tode.

Sauberes Trinkwasser war und ist bis heute ein Luxus. Mit zunehmender Bevölkerungsdichte steigt das Kontaminationsrisiko. Seit der Antike lösten die Menschen das Problem einer bakteriellen Belastung des Trinkwassers durch die konservierende Wirkung des Alkohols: in den südlichen Regionen wurde die täglich notwendige Trinkmenge in Form von Wein und verdünntem Essig, im Norden als Bier oder Met zugeführt. Frisches sauberes Trinkwasser aus Quellen oder fließenden Gewässern stand nur wenigen Menschen ständig zur Verfügung.

Wer kein sauberes Trinkwasser hatte, musste also seinen Stoffwechsel und seine Leber ständig mit Alkoholen belasten. Der Genuss von Wasser aus zweifelhaften Quellen oder stehendem Oberflächenwasser war und ist mit einem hohen Infektionsrisiko verbunden. Daran hat sich in weiten Teilen der Erde, insbesondere südlichen Entwicklungsländern bis heute nichts geändert. Die hohe Säuglingssterblichkeit in Entwicklungsländern geht zum großen Teil auf das Konto von minderwertigem und bakteriell belastetem Wasser.

Die Industrieländer hingegen verfügen über eine geregelte Wasserbewirtschaftung, die wenigstens eine mikrobielle Verseuchung der Bevölkerung durch Trinkwasser im Normalfall ausschließt. Die chemische Belastung nimmt aber immer mehr zu. Das liegt nicht allein an der industriellen Produktion und ihren Abfällen. Auch der Konsum von Arzneimitteln und chemischen Hormonen durch die Menschen selbst führt über den Urin zu einer ständig steigenden Belastung des Wassers. Die Unzahl an chemischen Metaboliten und so genannten Hormon-Mimics (also Chemikalien mit Hormonwirkungen) ist nicht einmal vollständig erforscht; noch weniger ist die Abwasserwirtschaft in der Lage, diese nicht einmal identifizierten Substanzen aus dem Wasserkreislauf zu eliminieren.

Schon die Sorge um unser Wasser als entscheidender Lebensgrundlage sollte Anlass genug sein, den Gebrauch chemisch-synthetischer Arzneimittel und Hormone (Anti-Baby-Pille!) auf ein Minimum zu reduzieren!

Eine weitere erhebliche Belastung des Trinkwassers resultiert aus der industriellen Lebensmittelerzeugung mit künstlicher Bewässerung und dem Einsatz von Düngemitteln und Pestiziden.

Neben dieser stofflichen Belastung des Wassers muss aber auch auf die energetisch-informationelle Qualität des Wassers hingewiesen werden. Die wissenschaftlichen Hinweise auf die Fähigkeit des Wassers, Informationen zu speichern und zu übertragen, verdichten sich. Das physikochemische Korrelat dieser Informationen

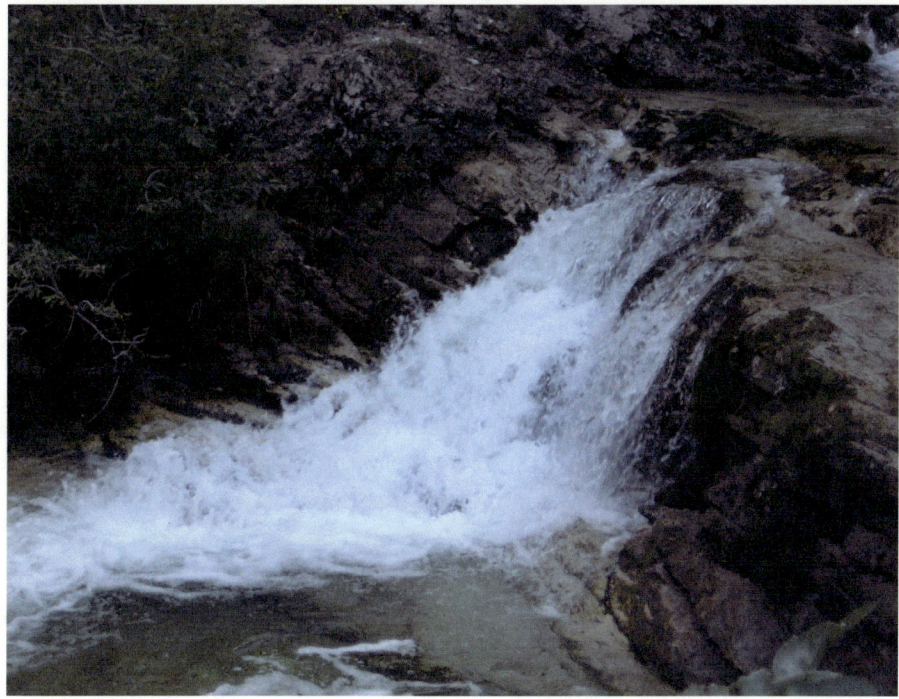

Abb. 5.2.1 Wasser ist nicht nur ein lebenswichtiges Element, sondern kann offenbar auch Informationen speichern

besteht offenbar in einer mikrokristallinen informationstragenden Strukturbildung der Wassermoleküle (Clusterbildung). Da Wasser ein elektromagnetischer Dipol ist, darf angenommen werden, dass diese Strukturbildung über elektromagnetische Signale erfolgt.

Der Biologe Glen Rein führte hierzu ein interessantes Experiment durch: es wurde bereits darauf hingewiesen, dass elektromagnetische Felder das Wachstum und den Stoffwechsel von Körperzellen anregen. Deshalb verwundert es nicht, dass Zellkulturen von menschlichen Lymphozyten unter dem direkten Einfluss elektromagnetischer Felder eine rasante Wachstumsbeschleunigung erfuhren. Der Effekt lag in derselben Größenordnung wie die Zugabe von Interleukin-2, einem körpereigenen Wachstumsfaktor für weiße Blutkörperchen.

Fügte man nun aber Zellkulturen Wasser hinzu, welches zuvor elektromagnetischen Feldern ausgesetzt war, führte dies ebenfalls zu einer Wachstumsbeschleunigung – so, als ob die Zellkulturen direkt bestrahlt worden wären. Dies erlaubt den Rückschluss, dass Wasser bestimmte Informationen speichern und bei Bedarf an seine Umgebung abgeben kann (5.2.1.1).

Insoweit können die Informationen, die mit dem Trinkwasser in die Körperzellen gelangen, nicht ohne Belang sein. Es wurde ja nun schon wiederholt auf das Körper-Informationsfeld hingewiesen, und dieses tritt natürlich in eine Interferenzbeziehung mit dem Informationsfeld des Wassers. Trägt das Wasser Informationen, die das Körperfeld stabilisieren, so führt das zu einer energetischen Entlastung des Organismus. Körperfremde Informationen hingegen müssen durch eine verstärkte Regulationsarbeit des Körpers neutralisiert werden. (Abb. 5.2.1)

Gleichzeitig bietet dieser Umstand des informierten Wassers auch ein Erklärungsmodell für die Wirkungsweise der Homöopathie: durch den Potenzierungsprozess verliert sich der materielle Anteil der verwendeten Ausgangssubstanz, während ihre Information dem Wasser als Lösungsmittel immer stärker aufmoduliert wird. Tritt nun die Information des homöopathischen Mittels mit der krankheitsspezifischen Zellschwingung in Resonanz, so tritt eine Signalverstärkung ein, die eine veränderte Zellregulation auslöst: similia similibus curentur – Gleiches soll durch Gleiches geheilt werden- phasengleiche Schwingungen führen über eine Amplitudenerhöhung zu einer regulationsauslösenden Signalwirkung im Organismus.

Diese kurzen Überlegungen zeigen die eminente Bedeutung des Wassers für die Gesundheit- in biochemischer und biophysikalischer Hinsicht. Daher gelten folgende Empfehlungen:

- Wasser muss in ausreichender Menge zugeführt werden, damit ein permanenter Austausch des Zellwassers erfolgen kann. Nur so können im Zellstoffwechsel entstehende belastende Abbauprodukte abtransportiert werden (»Entgiftung«). Eine Trinkmenge von zwei Litern guten Wassers pro Tag gilt als ausreichend. Zwei Liter entsprechen in der Masse in etwa dem pro Tag im Körper ab- und wieder aufgebauten Gewebe.
- Das zugeführte Wasser sollte in chemischer Hinsicht möglichst rein sein. So wird eine zusätzliche Belastung der Zellen über die im Stoffwechsel anfallenden Ab- und Umbauprodukte hinaus vermieden. Das erfordert eine Nachbehandlung des Leitungswassers mit Aktivkohlefiltern oder Ähnlichem. Dadurch können auch organische Stoffe (Hormon-Mimics o.ä.) vermindert werden.
- Eine zu hohe Zufuhr von Mineralien über das Wasser ist nicht sinnvoll, da Mineralien in ausreichender Menge über eine ausgewogene Ernährung zugeführt

werden. Der ständige Genuss von Mineralwässern ist daher für den Stoffwechsel eher belastend. Einige Autoren empfehlen Osmose-Wasser, welches durch den Prozess der Umkehrosmose mineralarm gemacht wurde. Osmose-Wasser hat eine höhere Lösungskapazität und kann somit vermehrt Zellgifte aufnehmen.

• Der hohe Druck in den Wasserleitungen wirkt zerstörend auf die Wasser-Cluster und reduziert damit den natürlichen Informationsgehalt des Wassers. Daher sollte es vor dem Genuss auf der Informationsebene regeneriert werden. Dies geschieht im Wesentlichen durch mechanische Verwirbelung, was zu einer Entspannung der Cluster führt. Heute wird eine Vielzahl von Wasserbelebungs-Systemen angeboten. Damit kann Wasser nach der Entnahme aus der Wasserleitung nachbehandelt werden, oder das System wird in der Wasserleitung fest installiert. Eine uralte Methode ist das »Ayurveda-Wasser«: durch stundenlanges Sieden von Wasser werden die Cluster thermisch aufgebrochen. Das abgekühlte Ayurveda-Wasser wird über den Tag hinweg schluckweise getrunken und entfaltet eine gute Entgiftungswirkung.

Weiterführende Literatur:
5.2.1.1. Rein, Glen: Information in water: methodology for imprinting, storing, retrieving and quantification, 11.Symposium der DGEIM, Lindau (2011)

5.2.2 Atemluft

Die Atemwege und insbesondere die Bronchialschleimhaut stellen eine große Resorptionsfläche dar. So kann eine mit Schadstoff beladene Atemluft zu einer erheblichen Regulationsbelastung werden.

Weniger bekannt ist, dass statische elektromagnetische Felder zu einer hohen Schwebstoffbelastung führen. Staubpartikel werden in den durch Computer und Elektrogeräte erzeugten Feldern über lange Zeit in der Schwebe gehalten und können nicht zu Boden sinken. So wird die Aufnahme von Schadstoffen, die an die Staubpartikel gebunden sind, stark gefördert.

Wer gezwungen ist, seine Zeit unter derartigen Bedingungen zu verbringen, sollte auf eine gute Erdung elektrischer Geräte achten. Damit können elektromagnetische Felder reduziert und die Luftqualität verbessert werden. Der Fachhandel bietet entsprechende Erdungskabel an, die mit einer Krokodilklemme an ein geerdetes Element (Heizkörper, Wasserleitung o.ä.) angeschlossen werden können. Wann immer möglich sollte der Aufenthalt in der Natur gesucht werden. Besonders nach Regenperioden besitzt die Atemluft in Wäldern eine hohe biologische Qualität. Hier kann mit der Luftfeuchtigkeit auch durch die natürliche Umgebung energetisiertes Wasser aufgenommen werden.

5.2.3 Nahrung

Die Literatur über »gesunde« Ernährung füllt Bibliotheken. Allein an der Frage, was denn nun »gesund« sei, scheiden sich die Geister.
Daher sollen an dieser Stelle nur einige Anmerkungen zu energetischen Aspekten der Ernährung gemacht werden.
Zunächst sind die Überlegungen von Sigfried Kiontke zum Energiehaushalt des Menschen von Interesse. Seine physikalischen Berechnungen über die Energieabstrahlung des Organismus zeigen, dass der Mensch durchschnittlich 7.500 kCal pro Tag abgibt. Tatsächlich beträgt die Energieaufnahme eines Menschen durch die Nahrung aber

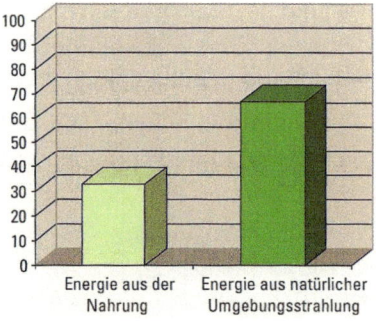

Abb. 5.2.3.1 Nur 35 Prozent der täglichen Energieaufnahme stammen aus der Nahrung, der Rest aus natürlicher Umgebungsstrahlung. (Quelle: S. Kiontke, Physik biologischer Systeme)

nur ca. 2.500 kCal. Die verbleibende Differenz von 5.000 kCal –also immerhin gut zwei Dritteln des täglichen Energiebedarfs!- wird nach Kiontke aus der natürlichen Umgebungsstrahlung gedeckt (5.2.3.1) (Abb. 5.2.3.1)
Dieser Umstand belegt die eminente Bedeutung der Energetik an sich. Aber auch Lebensmittel selbst besitzen derartige energetische Aspekte: so konnte Kiontke zeigen, dass beispielsweise Eier von Hühnern aus Freilandhaltung einen wesentlich höheren elektromagnetischen Gehalt in Form von Photonenabstrahlung besitzen als solche von Käfig-Hennen. Analoges konnte für biologisch gezogene Tomaten im Vergleich zu konventionell erzeugten Produkten belegt werden (5.2.3.1). Man sollte also Produkte aus kontrolliert biologischem Anbau den Vorzug geben.

Dafür sprechen nicht nur konventionelle Argumente wie ein verringerter Schadstoffgehalt und eine bessere ökologische Bilanz, sondern eben auch die offensichtliche Verbesserung des menschlichen Energiefeldes.

Weiterführende Literatur:
5.2.3.1 Kiontke, S.: Physik biologischer Systeme. Die erstaunliche Vernachlässigung der Biophysik in der Medizin. Mintzel-Münch, Hof/Saale (2006)

5.2.4 Sozio-kulturelle Rahmenbedingungen und psychische Wechselwirkungen

Der Medizinsoziologe Ronald Grossarth-Maticek beschäftigte sich ein Forscherleben lang mit dem Einfluss unterschiedlicher Verhaltensgewohnheiten und psychischer Faktoren auf Gesundheit und Krankheit. Besonders hervorzuheben ist seine »Heidelberger Studie«, in der von 1971 bis 1978 18.000 Haushalte im Hinblick auf Lebensgewohnheiten und psychische Belastungsfaktoren beobachtet wurden.

In der Essenz zeigte sich, dass allgemein bekannte gesundheitsfördernde Verhaltensweisen wie sportliche Aktivitäten, eine »gesunde« Ernährung, Verzicht auf Alkohol und Nikotin etc. für sich allein genommen nur einen mäßig präventiven Effekt entfalteten. Sie verringerten das Risiko einer schweren Erkrankung jeweils nur um wenige Prozentpunkte.

Als stärkster krankheitsprotektiver Einzelfaktor erwies sich eine tiefe Spiritualität. Sie verringerte das Risiko einer schweren Erkrankung um 13%.

Trafen hingegen gesundheitlich riskante Verhaltensweisen und psychische Belastungen zusammen, so stieg das Risiko einer schweren Erkrankung sprunghaft an. So entfaltet die Kombination von psycho-mentalem Stress mit Substanzmissbrauch, ungesunder Ernährung, Bewegungsarmut usw. eine überadditive krankheitsfördernde Wirkung.

Grossarth-Maticek entwickelte ein so genanntes »Autonomietraining«, welches es seinen Probanden gestattete, sich aus stress-fördernden, fremdbestimmten Situationen zu lösen und damit zu einer verbesserten »Selbstregulation« zu gelangen (5.2.4.1).

Damit kommt psycho-mentalem Stress eine erhebliche krankmachende Be-

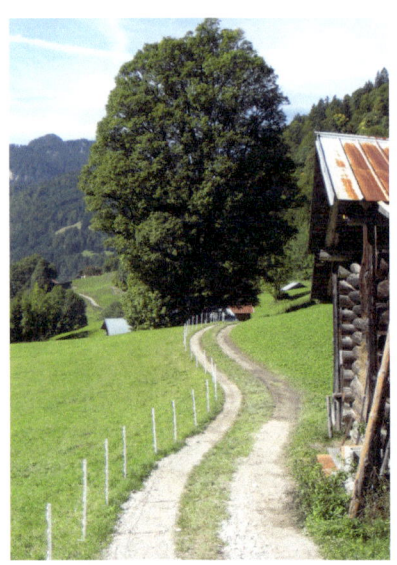

Abb. 5.2.4.1 Aufenthalt in der Natur kann meditative Wirkung entfalten

deutung zu. Die meisten Menschen fühlen sich dem Stress hilflos ausgeliefert, was ihn noch belastender macht. Oft erlebt man die feste innere Überzeugung, dass das eigene »Glück« von einer Veränderung der äußeren Lebensumstände abhängt. Wenn sich dies oder jenes ändere, ja dann könne man glücklich sein….

Tatsächlich besitzen wir aber kaum je die Möglichkeit, unsere äußeren Lebensumstände nachhaltig zu beeinflussen. Und wenn sich dann die Lebensumstände doch einmal in die (vermeintlich) richtige Richtung wenden, erlebt man leider oft, dass das ersehnte Glücksgefühl ausbleibt.

Insoweit erscheint es einfacher und zweckmäßiger, die bewertende innere Einstellung zu verändern. Sie gehört auf den Prüfstand, ebenso wie alte Gewohnheiten und Verhaltensmuster, die wir entgegen unserer inneren Überzeugung beibehalten, um einer notwendigen Klärung oder Auseinandersetzung aus dem Wege zu gehen. Ebenso wichtig erscheint eine Überprüfung mancher Wünsche und Lebensziele: sind diese wirklich aus uns selbst geboren, oder streben wir mit ihrer Erfüllung nur ein Mehr an Anerkennung von Dritten an?

Bewusster Verzicht kann den Weg zur Selbsterfüllung öffnen. Regelmäßige Übungen zur Selbstfindung, wie Yoga, Meditation, Tai Chi, Chi Gong oder einfach ausgiebige Wanderungen durch die Natur können hilfreich sein (Abb. 5.2.4.1).

Weiterführende Literatur:

5.2.4.1: Grossarth-Maticek, R.: Systemische Epidemiologie und präventive Verhaltensmedizin chronischer Erkrankungen. Strategien zur Aufrechterhaltung der Gesundheit. Walter de Gruyter, Berlin-New York (1999)

5.2.5 Energetisch – informationelle Einflüsse am Schlafplatz und am Arbeitsplatz

Die Vorstellung, dass ein energetisch gestörter Schlafplatz Mit-Ursache vieler Erkrankungen sein kann, ist wissenschaftlich umstritten, in der Bevölkerung insgesamt aber doch traditionell fest verankert. Die Aussage, dass nun gerade der energetisch belastete *Schlaf*platz krankheitsauslösend sein soll, stützt sich auf zwei Überlegungen:

Zum Einen verbringt der Mensch nirgendwo so viel Zeit an ein und derselben Stelle wie in seinem Bett. So haben die lokal eng umschriebenen und vor allem schwachen Schwingungsinformationen des energetischen Umfeldes (ca. 40 µT) ausreichend Zeit, ihre Informationen im Zellwasser zu hinterlassen (Vgl. Kapitel 4.2.1). Zum anderen sinkt die Zahl der energetisch ausgleichenden Photonen des Sonnenlichtes in der Nacht erheblich ab. Beides gemeinsam macht den Organismus vulnerabel für Geopathie.

Vergleichbare Schäden löst aber auch ein tagtäglich vielstündiger Aufenthalt an einem energetisch belasteten Arbeitsplatz aus, wo ausschließlich an ein und derselben Stelle gearbeitet wird.

Der Umstand, dass immer noch viele Menschen von der Schädlichkeit eines belasteten Schlafplatzes ausgehen, ist eigentlich erstaunlich. Werden solche Überlegungen doch in »aufgeklärten« Kreisen und vor allem von der Schulmedizin heftig abgelehnt.

Der Medizinhistoriker Hans Schadewaldt (1923-2009) äußerte einmal, dass medizinische Konzepte, die sich länger als zweihundert Jahre im Bewusstsein der Menschen hielten, offenbar einen wahren Kern haben müssten. Andernfalls würden gegenteilige Erfahrungen und fortschreitende Erkenntnisse das Konzept während eines so langen Zeitraumes zwangsläufig widerlegen. (5.2.5.1)

Diesen »Geschichts-Test« hat die Lehre von der Schlafplatzenergetik ganz sicher bestanden. Denn schon Ägypter, Griechen und Römer errichteten Tempel und Kultstätten nach energetischen Gesichtspunkten. Auch die Germanen kannten so genannte Kraftorte. Manche von ihnen sind bis heute bekannt, zum Beispiel die Externsteine in Ostwestfalen.

In Italien war es üblich, vor Baubeginn die Bauplätze einzuzäunen und Hunde auf das Grundstück zu schicken. Die Hunde wurden sorgfältig beobachtet. Dort, wo sie sich zum Schlafen niederlegten, errichtete man später das Schlafzimmer. Aus

Erfahrung war nämlich bekannt, dass Hunde energetisch belastete Schlafplätze instinktiv meiden.

In der Eifel trug man einen Ameisenhaufen auf das Baugrundstück und beobachtete, was geschah: wanderten die Ameisen aus, so konnte man mit den Bauarbeiten beginnen. Blieb der Ameisenhaufen länger als zwei Wochen bestehen oder vergrößerte sich sogar, konnte man von einer energetischen Belastung ausgehen. Ameisen lieben Störzonen mit linksdrehendem Spin. Häufig errichten sie ihre Haufen auf dem Südwesten des großen Diagonalgitters.

Leider verhindert die Knappheit an Grund und Boden heutzutage in den meisten Fällen eine sorgfältige Prüfung eines Baugrundstückes im Hinblick auf energetische Belastungen. Die Frage nach einem möglichweise belasteten Schlafplatz wird – wenn überhaupt! – leider erst beim Auftreten einer Krankheit gestellt.

Da es keinen offiziellen wissenschaftlichen Kanon für das Fach der Schlafplatzenergetik bzw. Baubiologie gibt, kann sich jedermann –ungeachtet seiner Ausbildung oder seines wissenschaftlichen Kenntnisstandes- auf diesem Gebiet betätigen. Eine als wissenschaftlich zu bezeichnende Kontrolle dieses Tuns findet nicht statt.

Gerade die Kontrollierbarkeit und messtechnische Nachvollziehbarkeit sind aber entscheidend, wenn das Thema der Schlafplatzenergetik den offiziellen Platz in der Medizin einnehmen will, der ihr nach ihrer Bedeutung eigentlich zusteht.

Die Frage nach der geopathischen Belastung eines Individuums kann durch die Störspurmessung (siehe Kapitel 4.2.1) auf kontrollierbare und reproduzierbare Weise beantwortet werden. Damit sind die Kriterien der Wissenschaftlichkeit im Hinblick auf die Diagnose »Geopathie« erfüllt.

Große Probleme bietet dagegen die wissenschaftliche Evaluierung von Maßnahmen zur Verbesserung der Schlafplatzenergie. In der Praxis beschränkt sie sich meistens auf subjektive Wahrnehmungen des Patienten. Natürlich ist der Bericht einer Besserung oder Heilung erfreulich. Er erfüllt aber nicht per se das Kriterium der Nachvollziehbarkeit.

Da es bislang an nachvollziehbaren Erfolgskriterien einer Maßnahme zur Verbesserung der Schlafplatzenergetik fehlte, teilte sich die Schar der Radiästheten und Baubiologen in zwei große Lager: die Einen verfolgen die Linie des Forschungskreises Geobiologie Dr.Hartmann und lehnen jede Schlafplatzmanipulation ab. Sie empfehlen vielmehr, einen möglichst unbelasteten Schlafplatz zu ermitteln. Die Anderen empfehlen die unterschiedlichsten Verfahren zur »Abschirmung« und zur Verbesserung der Schlafplatzenergie.

Weiterführende Literatur:
5.2.5.1 Schadewaldt, Hans: pers. Mitteilung, (1995)

5.2.5.1 Bett umstellen oder »Abschirmen«?

Die Umstellung des Bettes an einen möglichst unbelasteten Standort bietet zweifellos gewisse Vorteile:
Eine grundsätzliche Beschränkung auf diese Maßnahme schließt unwirksame und möglicherweise sogar schädliche »Abschirmmaßnahmen« aus. Es gibt eine Fülle von »Abschirmgeräten«, deren Wirkung nicht evaluiert ist und die zu überhöhten Preisen angeboten werden. Wie im Folgenden noch zu zeigen sein wird, sind »Abschirmmaßnahmen« durchaus nicht immer harmlos und können den Organismus und seine Selbstregulation sogar stören.
Andererseits nimmt das bloße Umstellen des Bettes den Patienten aber nicht vollständig aus der belastenden Situation heraus. In jedem Zimmer bildet sich nämlich holografisch das gesamte energetische Spektrum einer Fläche von 30x30 m um das Haus herum ab. Damit ist auch klar, dass der Wechsel in ein anderes Zimmer desselben Hauses ebenfalls keine grundsätzliche Abhilfe schaffen kann. Dennoch kann ein Umstellen des Bettes in Einzelfällen zu einer Verbesserung von Krankheitssymptomatik führen. Das wird durch zahlreiche Kasuistiken belegt. Wie kann dieser Widerspruch geklärt werden?
Das Umstellen des Bettes führt zu einer veränderten Projektion der Störspuren auf den Körper. Damit wird eine energetische Belastung von einer Körperstelle an eine andere quasi »umgeleitet«. War die energetisch belastete Stelle (wie in Kapitel 4.2.1. dargelegt, handelt es sich meistens um Kreuzungspunkte unterschiedlicher Störspuren) noch durch andere Faktoren belastet, wie zum Beispiel Verschleiß, Entzündung o.ä., so wird die »Umleitung« zur Entlastung und vielleicht zu einem vollständigen Verschwinden der Beschwerden führen.
Daraus folgt aber auch, dass einige Zeit nach dem Umstellen des Bettes die Beschwerden an der neuen energetischen Belastungsstelle wieder auftreten können. Darüberhinaus wird deutlich, dass das Umstellen des Bettes auch nicht in der Lage ist, eine langfristige und subklinische Regulationsbelastung durch Geopathie zu eliminieren.
Zusammenfassend kann gesagt werden, dass das Umstellen des Bettes nur als

Hilfsmaßnahme gewertet werden kann. Sie ist nicht geeignet, das Problem eines belasteten Schlafplatzes grundsätzlich zu lösen. Analoges gilt für den Wechsel in ein anderes Zimmer desselben Hauses.

Wie schon in Kapitel 5.2.3 angedeutet wurde, ist eine »Abschirmung« von »gefährlichen Strahlen« problematisch. Der Mensch ist ja zu zwei Dritteln seiner Energiebilanz auf externe Energiefelder angewiesen. Ohne externe elektromagnetische Energie und Photonenstrahlung ist ein Überleben nicht möglich.

Jeder, der sich einmal längere Zeit in Gebäuden aufgehalten hat, die komplett aus Stahlbeton errichtet wurden, kann bestätigen, wie ermüdend der Aufenthalt in derartigen Häusern sein kann – auch ohne anstrengende Tätigkeiten. Sind nämlich auch die Wände mit Stahlgittern armiert, so wirken diese als Faraday`scher Käfig, und ein Teil der lebensnotwendigen elektromagnetischen Energie wird absorbiert. Die Folge: ein energetisches Defizit und ein Schwächung des Organismus!

Gesundheitsschädlich sind nur bestimmte qualitative Anteile der elektromagnetischen Strahlung, und zwar solche mit Linksspin und entsprechenden Resonanzfrequenzen für Körperorgane bzw. Zellorganellen (Vgl. Kapitel 3.5.5). Diese –und nur diese!- Anteile sollten zur Verbesserung des Schlafplatzes eliminiert werden. Insoweit müssen unspezifisch wirkende »Abschirmmaßnahmen« abgelehnt werden.

Daher sollte der Begriff »Abschirmung« verlassen werden, ebenso wie die Vorstellung von generell »gefährlichen Erdstrahlen«, »Wasseradern« und dergleichen.

5.2.5.2 Modulation der Schlafplatzenergetik

Stattdessen wird der Begriff der »Modulation der Schlafplatzenergetik« vorgeschlagen. Eine Modulation der Schlafplatzenergetik beruht auf drei Prinzipien:

• Einer sorgfältigen Analyse linksdrehender Schwingungsinformationen, welche in Resonanz mit dem Patienten selbst bzw. seinen Organen, Zellen und Zellorganellen stehen (Vgl. Kapitel 4.2.2)
• Dem Aufsuchen dieser relevanten linksdrehenden Schwingungsinformationen am Schlafplatz und eine Verstärkung rechtsdrehender Schwingungsinformationen.

• Einem geeigneten Untersuchungsverfahren, mit welchem nach dem Modulationsprozess eine Verbesserung der allgemeinen Regulationsfähigkeit des Patienten bzw. eine Abnahme der Regulationsbelastung zuvor belasteter Organe nachgewiesen werden kann.

5.2.5.2.1 Nicht-lineare Systemanalyse als Verfahren zur Kontrolle des Effektes der Modulation der Schlafplatzenergetik

Die traditionelle Schulmedizin fußt auf einem Weltbild, das den Menschen als ein linear biochemisch gesteuertes System im Sinne der klassischen Physik Newtons interpretiert. Typisch für dieses Denken sind Aussagen wie: »Rauchen erzeugt Krebs« oder »Bakterien verursachen Infektionskrankheiten«.

Natürlich sind diese Aussagen nicht grundsätzlich falsch, denn viele Raucher erkranken tatsächlich an Krebs, und niemand würde ernsthaft bestreiten, dass Pneumokokken eine Lungenentzündung hervorrufen können.

Andererseits gibt es hochbetagte Raucher, die sich guter Gesundheit erfreuen und Krankenschwestern, die bei der Arbeit mit Pneumokokken in Berührung kommen ohne krank zu werden.

Tatsächlich werden biologische Systeme auf eine wesentlich komplexere und letztlich bis heute nicht vollständig verstandene Weise gesteuert. Man spricht von »Nicht-linearen Systemen« und interpretiert diese auf dem Boden der Quantenphysik.

Der Physiker Richard Feynman hat gezeigt, dass Quantensysteme prinzipiell jeden möglichen Zustand annehmen können. Um beim Bild der klassischen Physik zu bleiben, könnte also der berühmte Apfel Isaac Newtons quantenphysikalisch betrachtet durchaus nach oben steigen, statt hinunter zu fallen (wie es unserer Alltagserfahrung entspricht).

Dass wir in der Praxis wohl niemals einen Apfel zu sehen bekommen, der vom Baum aus in den Himmel steigt, liegt quantenphysikalisch gesehen daran, dass ganz geringe Asymmetrien der Anfangsbedingungen und bestimmte statistische Häufungen letztlich doch immer zu der Alltagsbeobachtung des *fallenden* Apfels führen. (5.2.5.2.1.1)

Man könnte dies alles nun für einen Streit um des Kaisers Bart halten, wenn nicht doch am Ende die quantenphysikalische Betrachtungsweise zu einer exakteren Abbildung der Wirklichkeit führen würde. Die Wissenschaft hat klar bewiesen, dass bestimmte Phänomene auf der Ebene der Elementarteilchen, aber auch auf der kosmologischen Ebene nur quantenphysikalisch interpretiert werden können.

Diese Anerkennung steht für biologische Systeme noch aus. Es gibt aber bereits heute Hinweise, dass eine nicht-lineare, quantenphysikalische Betrachtungsweise das Verhalten von Lebewesen besser beschreiben kann. Dies impliziert dann eben auch, dass eine extrem schwache Anfangsbedingung, (wie ein energetisch gestörter Schlafplatz) im Zusammenspiel mit der statistischen Häufung weiterer Bedingungen am Ende zu einer schweren Erkrankung (wie zum Beispiel Krebs) führen kann.

Damit ist die Quantenphysik die Grundlage der Nicht-linearen Systemanalyse.

Eine weitere Voraussetzung besteht in der Annahme, dass komplexe biologische Systeme durch elektromagnetische Signale gesteuert werden. Tatsächlich konnte der russische Histologe Alexander Gawrilowitsch Gurwitsch bereits 1923 ultraschwache Lichtemissionen in lebenden Zellen nachweisen. (5.2.5.2.1.2)

Seit den siebziger Jahren des vergangenen Jahrhunderts arbeitet der deutsche Biophysiker Fritz Albert Popp an verbesserten Nachweismethoden dieses biologischen Elektromagnetismus. Sein Anliegen ist die Entwicklung eines Konzeptes zum Verständnis der Signaltransduktion und biologischen Prozeßsteuerung durch derartige Bio-Photonen. (5.2.5.2.1.3)

Die Wirkweise von Bio-Photonen und elektromagnetischen Feldern kann ohne die Begriffe »Information« und »Entropie« nicht verstanden werden.

Bereits in Kapitel 2.2 wurde darauf hingewiesen, dass elektromagnetische Schwingungssignale so etwas wie die »Software« des Menschen darstellen. Dies soll an dieser Stelle detaillierter dargestellt werden.

1948 legte der Amerikaner Claude Shannon eine mathematische Theorie der Information vor. Darin wird gezeigt, dass der Informationsgehalt eines Systems in erster Linie von seiner Komplexität bestimmt wird. Zum anderen streben informationstragende Systeme –ähnlich wie in der Thermodynamik- stets Zuständen größerer Unordnung (und damit einem Informationsverlust) entgegen. Auch hierfür verwendet man den Begriff »Entropie«. (5.2.5.2.1.4)

Der russische Physikochemiker, Philosoph und Nobelpreisträger Ilya Prigogine konnte zeigen, dass biologische Systeme die Fähigkeit besitzen -entgegen der spontanen Tendenz zur Entropie- immer wieder Zustände höherer Ordnung und damit einen höheren Informationsgehalt zu erzeugen, und zwar unter Zufuhr von Energie. (5.2.5.2.1.5)

Vor diesem Hintergrund besitzt eine optimal funktionierende (»gesunde«) Zelle einen maximalen Informationsgehalt. Im Umkehrschluss geht eine Funktionsstörung (»Krankheit«) mit einem Informationsverlust einher.

Jetzt bleibt noch die Frage offen, wie diese elektromagnetische Information auf die stoffliche, biochemische Seite der Zelle einwirken kann.

Unbestritten ist, dass die Steuerung des Stoffwechsels aus biochemischer Sicht über Enzyme und Botenstoffe (Hormone und hormonähnliche Substanzen) erfolgt. Diese gehören chemisch betrachtet überwiegend der Substanzklasse der Eiweiße (Proteine) an. Proteine sind hochkomplexe, großmolekulare Stoffe. Um biologisch wirksam zu werden, müssen sie eine definierte sterische (räumliche) Formation besitzen. Hier liegt das Problem: aus chemisch-energetischer Sicht können Proteine viele gleichberechtigte Formationen annehmen (Quartärstrukturen). Biologische Wirksamkeit kommt aber nur einer ganz bestimmten Quartärstruktur zu.

Als Bildekräfte dieser Quartärstrukturen gelten in erster Linie Wasserstoffbrückenbindung, daneben Coulomb`sche und van-der-Waal`sche Kräfte.

Die Schulwissenschaft vermag nicht genau zu erklären, wie die Zelle es schafft, die erforderlichen Proteine mit der notwendigen Quartärstruktur zu erzeugen. Man geht davon aus, dass sich –bei energetischer Gleichberechtigung- rein statistisch schon genügend Proteine mit der nötigen sterischen Formation bilden werden.

Dieser schulwissenschaftlichen Betrachtungsweise steht aber das Prinzip im Wege, dass biologische Systeme immer mit größtmöglicher Ökonomie arbeiten. Schwer vorstellbar, dass die Zelle darauf warten muss, dass sich einmal zufällig das »richtige« Protein bildet, während sich große Mengen an überflüssigem Eiweißmüll anhäufen, die unter hohem Stoffwechsel- und Energieaufwand wieder abgebaut werden müssen!

An dieser Stelle kommt wieder das Thema »Information« ins Spiel, und zwar gespeichert in dem Trägermedium Zellwasser (Vgl. Kapitel 5.2.1).

Wie bereits oben erwähnt, steigt der Informationsgehalt mit dem Maß an Ordnung, in welchem sich ein System befindet. Für elektromagnetische Schwingungen, auch in Form von Licht, entspricht der Ordnungsgrad dem Begriff der Kohärenz. Das ist leicht vorstellbar: diffuses Licht, das aus Wellen mit den unterschiedlichsten Phasenanteilen besteht, zeigt ein hohes Maß an Unordnung und damit einen geringen Informationsgehalt. Umgekehrt weist kohärentes, also phasengleich schwingendes Licht einen hohen Ordnungsgrad und damit einen hohen Informationsgehalt auf. Ein Beispiel hierfür ist Laserlicht. Aber wie kann mit kohärentem Licht Information in die Zelle gelangen?

Der amerikanische Physiker Robert Henry Dicke untersuchte, wie kohärentes Licht mit Materie (und damit den Bausteinen lebender Zellen) interagiert. Ist die Wellenlänge kleiner als der mittlere Abstand der bestrahlten Moleküle, so kommt es innerhalb von 10^{-9} Sekunden zu einer chaotischen Reemission des eingestrahlten Lichtes.

Ist dagegen die Wellenlänge größer als der mittlere Molekülabstand, so ändert sich das Reemissionsverhalten: nach einer initialen blitzartigen Reemission nach 10^{-12} Sekunden schließt sich eine verzögerte zweite Reemission mit verlängerter Abklingzeit an. (5.2.5.2.1.6)

Da beispielsweise grünes Licht eine Wellenlänge von 14 µm besitzt, trifft für die meisten Zellen mit einem mittleren Durchmesser von 3-5 µm die zweite Bedingung zu. Damit unterliegt die gesamte Zelle Kohärenzbedingungen, sie kann somit als Ganzes die vom Licht getragenen Informationen aufnehmen und in modulierter Form kohärent wieder abstrahlen.

Die Vorstellung geht nun dahin, dass die mit dem kohärenten Lichtbündel eingestrahlten Informationen das Kristallgitter des Zellwassers auf definierte Weise beeinflussen. Diese spezifischen Formationen des Kristallgitters des Wassers werden »Cluster« genannt. Sie sind es, die über Wasserstoffbrückenbildung ganz spezifische quartäre Proteinstrukturen erzeugen, gerade so, wie es für die Zellfunktion erforderlich ist.

Schließlich geht die Nicht-lineare Systemanalyse davon aus, dass der Informationsgehalt einer nicht optimal funktionierenden Zelle vermindert ist.

1988 ließ sich der russische Physiker Svjatoslav Nesterov ein Verfahren patentieren, mit welchem zelluläre Informationsstrukturen mit bekannten Normalwerten verglichen werden können.

Das Meßsystem besteht zunächst aus einem so genannten Trigger-Sensor. Äußerlich wie ein Kopfhörer gestaltet, regt eine über die rechte Seite eingespielte Schwingungsinformation nach dem Interferenzprinzip eine entsprechende körpereigene Schwingung an, die mit dem Sensor der linken Seite erfasst wird. Ein Computerprogramm vergleicht das empfangene Signal mit dem abgespeicherten Normalwert und berechnet den Grad des Informationsverlustes, also den Entropiewert –wie oben dargestellt. (Abb. 5.2.5.2.1.1 a und b)

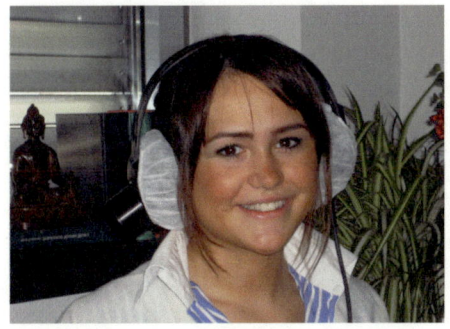

Abb. 5.2.5.2.1.1 a Untersuchungssituation der Nicht-linearen Systemanalyse

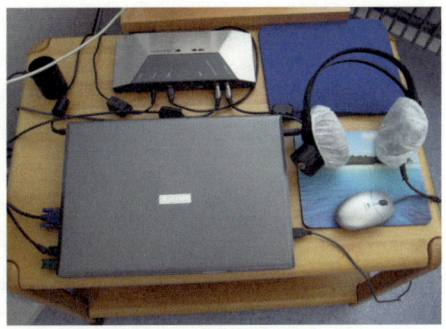

Abb. 5.2.5.2.1.1 b Verstärker, Laptop und Triggersensor

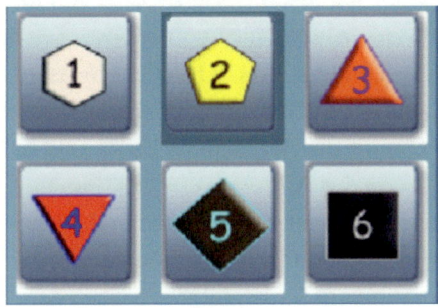

Abb. 5.2.5.2.1.2 Symbole für die Entropie-Klassen eins bis sechs

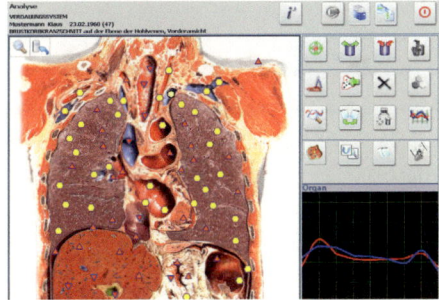

Abb. 5.2.5.2.1.3 Projektion der Entropie-Punkte auf Thoraxorgane

Die erhaltenen Entropiewerte werden in sechs Klassen unterteilt. Jeder Klasse wird ein grafisches Symbol zugewiesen (Abb. 5.2.5.2.1.2) und die verschiedenen Symbole werden entsprechend ihrer Lokalisation auf Organdarstellungen verteilt. (Abb. 5.2.5.2.1.3) Die Klasse zwei stellt in diesem System das Optimum der Regulationsfähigkeit dar. Die Klassen drei und vier bezeichnen eine beginnende kompensatorisch gesteigerte Regulationsaktivität, die Klassen fünf und sechs eine bereits dekompensierte Regulationsfähigkeit. Die Klasse eins stellt andererseits eine -ebenfalls ungünstige- regulative Starre dar.

Damit liefert die nicht-lineare Systemanalyse zunächst einen Überblick darüber, welche Organe und Organsysteme belastet sind. Analog zur Beurteilung der Regulationsaktivität einzelner Organe bieten manche Untersuchungssysteme die Möglichkeit, den Regulationszustand von Meridiansystemen im Sinne der Traditionell chinesischen Medizin zu beurteilen. (Abb.5.2.5.2.1.4)

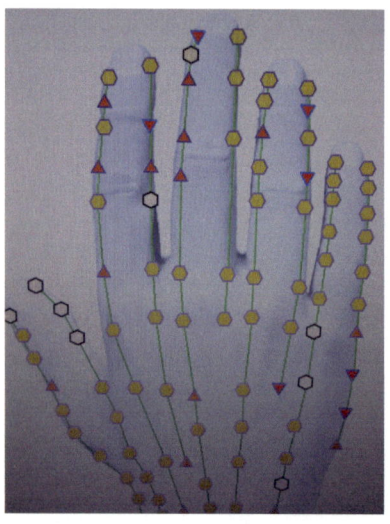

Fasst man den Belastungszustand aller Meridiane zu einem »Regulations-Score« zusammen, so erhält man einen vergleichsfähigen Wert, der Auskunft über die globale Regulationsfähigkeit des Gesamtorganismus gibt. Der »Regulations-Score« wird ermittelt, indem alle Punkte der Klasse drei einfach, der Klasse vier zweifach, der Klasse fünf dreifach und der Klasse sechs vierfach gewertet und die so gewonnenen Werte addiert werden. Junge, gesunde Menschen mit optimaler Regulationsfähigkeit weisen Scores von unter 100 auf. Je höher die Regulationsaktivität und somit umso stärker der Einfluss belastender Faktoren der Um- und Innenwelt, desto höher steigt der Regulations-Score und erreicht bisweilen Werte von über 300 Punkten.

Abb. 5.2.5.2.1.4 Darstellung der Meridianverläufe der Hand mit Entropie-Punkten

In den individuellen Regulations-Score gehen natürlich *alle* Belastungsfaktoren ein, endogene und externe. Aber eben auch energetische Standortfaktoren, wie die Situation am Schlafplatz.

Eine energetische Modulation des Schlafplatzes müsste sich also –bei gleichbleibenden sonstigen Regulationsbelastungen– in einer Verbesserung des Regulations-Scores niederschlagen.

Die Veränderung des Regulations-Scores kann nun als Maß für den Effekt einer Modulation des energetischen Feldes herangezogen werden. Auf diese Weise lässt sich nun erstmals auf einfachem Wege messen, wie der Organismus ganz individuell auf eine den Schlafplatz verbessernde Maßnahme reagiert.

Die im Folgenden dargestellten eigenen Untersuchungen des Autors beruhen im Wesentlichen auf einer vergleichenden Beurteilung dieses Regulations-Scores.

Seit 2010 bietet nun der Hersteller des nicht-linearen Systemanalyse Gerätes »Oberon« auch die Möglichkeit, die Belastung des Einzelorganes mit ganz verschiedenen Schwingungsinformationen aus dem Bereich »Elektrosmog/Geopathie« zu messen. (Abb. 5.2.5.2.1.5) Damit wird es erstmals möglich, den Effekt einer

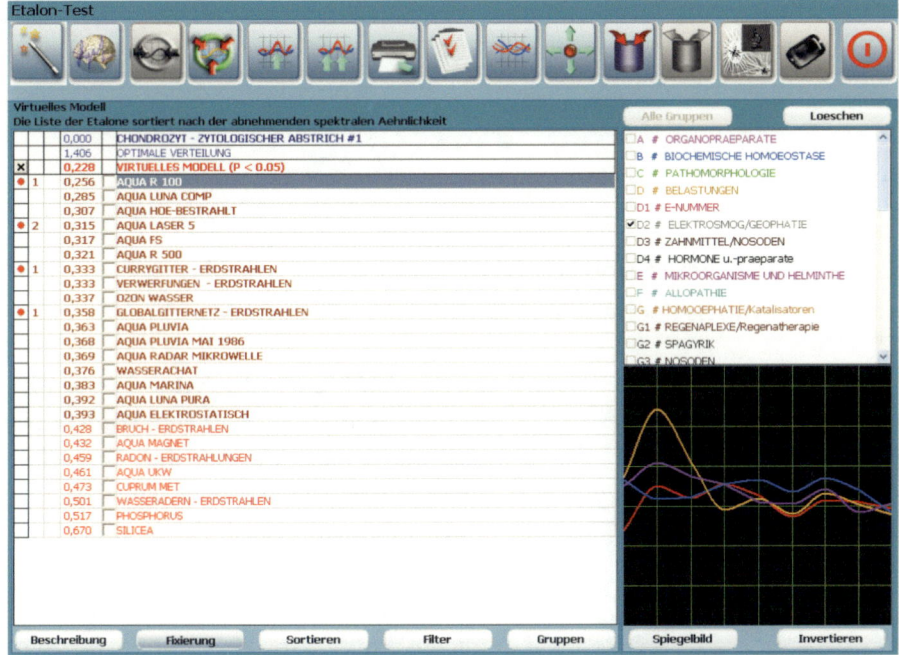

Abb. 5.2.5.2.1.5 Liste geopathischer Belastungen, sortiert nach abnehmender Wahrscheinlichkeit in Bezug auf Knorpelgewebe

energetischen Schlafplatzmodulation im Hinblick auf eine gestörte Organfunktion zu beurteilen.

Diese Option ist von großer Bedeutung. Eigene Untersuchungen konnten nämlich zeigen, dass eine – durchaus gut gemeinte!- Veränderung der Schlafplatzenergie nicht grundsätzlich harmlos ist. Sie kann vielmehr in manchen Fällen das Gegenteil bewirken und den Organismus zusätzlich belasten!

Weiterführende Literatur:

5.2.5.2.1.1. Feynman , Richard P.: Sechs physikalische Fingerübungen, Piper (2002)

5.2.5.2.1.2. Gurwitsch, Alexander G.: Mitogenetische Spektralanalyse durch selektive Streuungsmethoden. Acta Physica et Chimica 20, (1945)

5.2.5.2.1.3. Popp, Fritz A.and Y.Yan: Delayed luminescence of biological systems in terms of coherent states, Physics Letters A 293 (2002),

5.2.5.2.1.4. Shannon, Claude Elwood: A Mathematical Theory of Communication. In: Bell System Technical Journal. Short Hills N.J. 27.(1948)

5.2.5.2.1.5. Nicolis, G. and Prigogine, I.: Self-Organization in Nonequilibrium Systems, Wiley-Interscience, New York, (1977)

5.2.5.2.1.6. Dicke, Robert H.: Coherence in spontaneous radiation processes, Physical Review, Bd. 93, (1954)

5.2.5.2.2 Untersuchung der biologischen Wirkung des energetischen Feldmodulators »Geowave®«

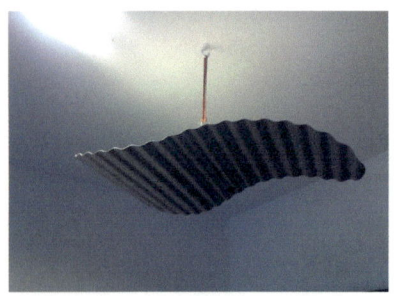

Abb. 5.2.5.2.2.1 Eine Vorrichtung zur energetischen Schlafplatzmodulation - Geowave®

Im Jahr 2009 lernte der Autor »Geowave®« kennen. Geowave® stellt eine Vorrichtung dar, welche nach Angaben ihrer Entwickler zu einer Verringerung von Geopathie und Elektrosmog führen soll. Es handelt sich um ein in mehreren Ebenen gebogenes Blech aus Chrom oder Aluminium mit birnenförmigem Umriss. Geowave® soll nach Möglichkeit im Bereich des energetischen Schwerpunktes (Hohlraumresonanz) eines Raumes bzw. sogar eines ganzen Hauses an der Decke aufgehängt werden. (Abb.5.2.5.2.2.1)

Das grundsätzliche Wirkprinzip beruht auf dem Effekt der Dispersion: ein im Raum vorhandenes belastendes elektromagnetisches Feld soll an Geowave® gebrochen und somit in ein zwar größeres, aber dafür in der Dichte schwächeres Feld umgewandelt werden.

Das Prinzip der Verminderung des biologischen Effektes von Geopathie durch Dispersion war bereits in der Antike bekannt. Es findet sich an vielen römischen Bauwerken. Durch schräges Vermauern von Ziegeln sollte es zu einer Reflexion elektromagnetischer Felder an den Grenzflächen, zu einer Streuung und damit zu einer Intensitätsminderung von Geopathie kommen. Diese Mauertechnik wurde von den Römern »Opus spicatum« genannt (5.2.5.2.2.1).

Geowave® wurde in Österreich entwickelt und ist dort verbreitet im Gebrauch. So wurde es in vielen Landeskrankenhäusern installiert. Eine Wirkung auf das vegetative Nervensystem durch Messung der Variabilität der Herzschlagrate konnte wissenschaftlich nachgewiesen werden (5.2.5.2.2.2).

Geowave Studie mit 50 Patienten

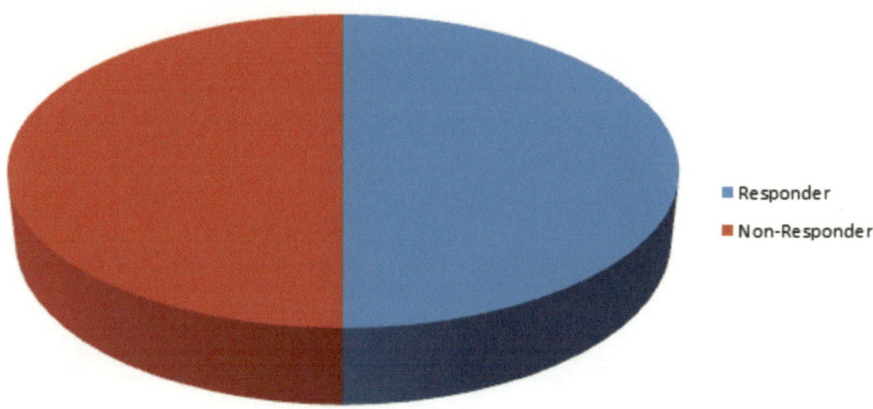

■ Responder
■ Non-Responder

Abb. 5.2.5.2.2.2 Von 50 Patienten, die der Wirkung von Geowave® ausgesetzt wurden, reagierten 25 mit einer Verbesserung ihrer Regulationsfähigkeit (Responder)

In der vom Autor durchgeführten Studie wurden insgesamt fünfzig Patienten für eine Stunde der Wirkung von Geowave® ausgesetzt. Der Regulationsscore wurde jeweils vorher und nachher mit Hilfe der nicht-linearen Systemanalyse anhand der Bewertung der Akupunkturpunkte nach Voll mit dem Oberon-System gemessen. Um vergleichbare Bedingungen zu schaffen, fand die Messung immer in demselben Raum mit definierten geopathischen Belastungen statt.

Bei der Auswertung zeigte sich, dass nur jeder zweite Patient mit einer Verbesserung seiner Regulation auf die Anwendung von Geowave® antwortete. Die andere Hälfte der Patienten zeigte entweder keine Veränderung ihrer Regulationsfähigkeit oder sogar eine Verschlechterung (Abb.5.2.5.2.2.2).

Die Abnahme der Regulationsfähigkeit bei diesen »Non-Respondern« schwankte zwischen null und 41,9%. Die durchschnittliche Verschlechterung der Regulativität betrug bei diesen Non-Respondern 20,2%.

Die andere Hälfte der Patienten hingegen profitierte von der Anwendung von Geowave® mit einer verbesserten Regulation von durchschnittlich 30,2%. Die Rate des regulativen Zugewinns variierte zwischen 2,3% und 95,3% (Abb. 5.2.5.2.2.3).

Um die längerfristigen Auswirkung von Geowave® beurteilen zu können, wurde nun bei weiteren elf Patienten die Regulationsfähigkeit vor und nach drei Nächten im jeweils heimischen Umfeld mit Geowave® gemessen. Hier erwiesen sich

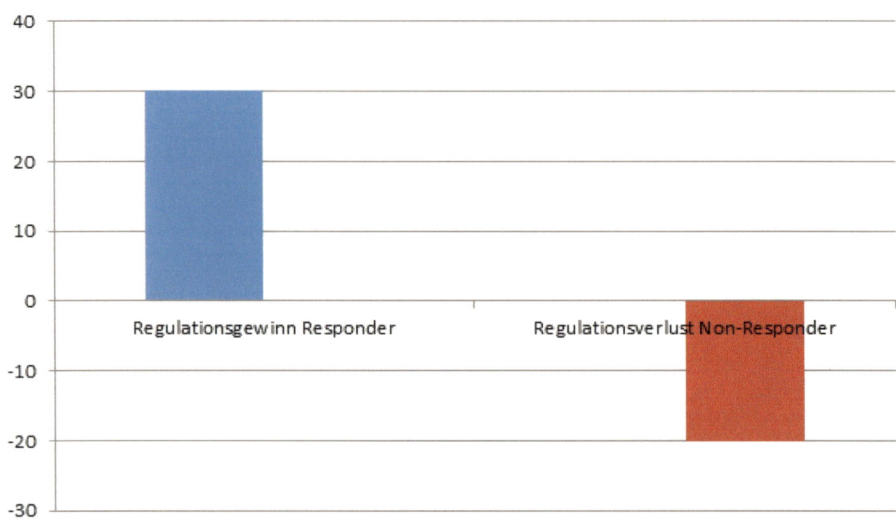

Abb. 5.2.5.2.2.3 Durchschnittlicher Regulationsgewinn bzw. -verlust von Respondern und Non-Respondern in Prozent

57% als Responder und 43% als Non-Responder. Zugewinn und Verlust an Regulationsfähigkeit fielen nach drei Nächten nicht mehr so deutlich aus. Dies ist möglicherweise auf die unterschiedliche geopathische Belastung der einzelnen Probanden zurückzuführen.

Der durchschnittliche Regulationsgewinn der Responder betrug jetzt 20,2% (maximal 50,0%, minimal 2,6%), der Regulationsverlust der Non-Responder 9,1% (maximal 14,5%, minimal 6,2%).

Immerhin ist die Verbesserung der Regulation bei den Respondern stets deutlicher als die Verschlechterung bei den Non-Respondern. Umgekehrt zeigt das Ergebnis aber deutlich, dass die häufig geäußerte Ansicht, eine Modulation der Schlafplatzenergetik könne niemals schaden, definitiv nicht zutrifft.

Weiterführende Literatur:

5.2.5.2.2.1 Hensch,E.G.: Geomantisch Planen, Bauen und Wohnen, Band I, Drachen Verlag Klein Jasedow, 55 (2007)

5.2.5.2.2.2 Hacker G.W., Pawlak E., Pauser G., Tichy G., Jell H., Posch G., Kraibacher G., Aigner A., Hutter J.: Biomedical evidence of influence of geopathic zones on the human body: Scientifically traceable effects and ways of harmonization. Forsch. Kompl. Med. Klass Naturhlkd. (Res. Compl. & Nature Medicine), Karger, 12: 315-327 (2005).

5.2.5.2.3 Untersuchung der Wirkung einer energetischen Feldmodulation mit Mistelresorbatoren

Die Mistel gilt seit alters her als Standortanzeiger für Geopathie. Offenbar kann sie – ähnlich wie viele Insekten und besonders Ameisen- linksdrehende elektromagneti- sche Felder zu ihrem biologischen Vorteil nutzen, im Gegensatz zum Menschen (der ja durch linksdrehende Felder belastet wird). Eine Urtinktur aus Mistelbeeren ist in der Lage, linksdrehende elektromagnetische Schwingungen zu resorbieren und da- mit für Menschen unschädlich machen. Wie bei einem Schwamm ist das Aufnahme- vermögen aber begrenzt: nach ungefähr 24 Stunden geht die Umfeld verbessernde Wirkung verloren. Durch Abspülen der Ampulle unter fließendem Wasser kann die Wirkung aber regeneriert werden. Da fließendes Wasser ein elektromagnetischer Dipol ist, »zieht« es den in der Mistelflüssigkeit gespeicherten Elektrosmog quasi aus der Ampulle heraus. Allerdings muss die Mistelampulle sehr genau positioniert werden, sonst gelingt die Modulation einer linksdrehenden Schwingungsinforma- tion in eine biologisch stabilisierende rechtsdrehende Schwingung nicht.

Walter Kunnen (belgischer Baubiologe, 1920–2011) empfahl ein Verfahren zur Ver- besserung der Schlafplatzenergetik, bei welchem die Schwingungsinformationen des Orthogonalgitters Westen, des Diagonalgitters Süd-Westen, sowie sämtliche tragenden linksdrehenden Schwingungsinformationen von fließendem Wasser (Einstellwert Lecher-Antenne 7,8), Hohlraumresonanz (Einstellwert 7,4) und Ver- werfung (Einstellwert 8,6) mit Hilfe von Mistelampullen moduliert wurden.

Dies ist natürlich ein aufwendiges Vorgehen: je nach geopathischer Belastung war die Anwendung von mehr als hundert Ampullen pro Zimmer keine Ausnahme. Diese Vielzahl von Ampullen muss täglich aus den Halterungen genommen und unter fließendem Wasser gespült werden, um die energetische Wirkung zu erhal- ten. Viele Patienten wurden des Aufwandes bald müde. Nur jene, die von Natur aus feinfühlig waren und die fehlende Wirkung der Mistelampullen körperlich spüren konnten, waren auch langfristig motiviert, die notwendige Pflege der Ampullen fortzuführen.

Auf der Such nach einem vereinfachten und weniger mühseligen Verfahren kam der Autor zu folgender Überlegung: letztlich sollten doch nur solche linksdrehen-

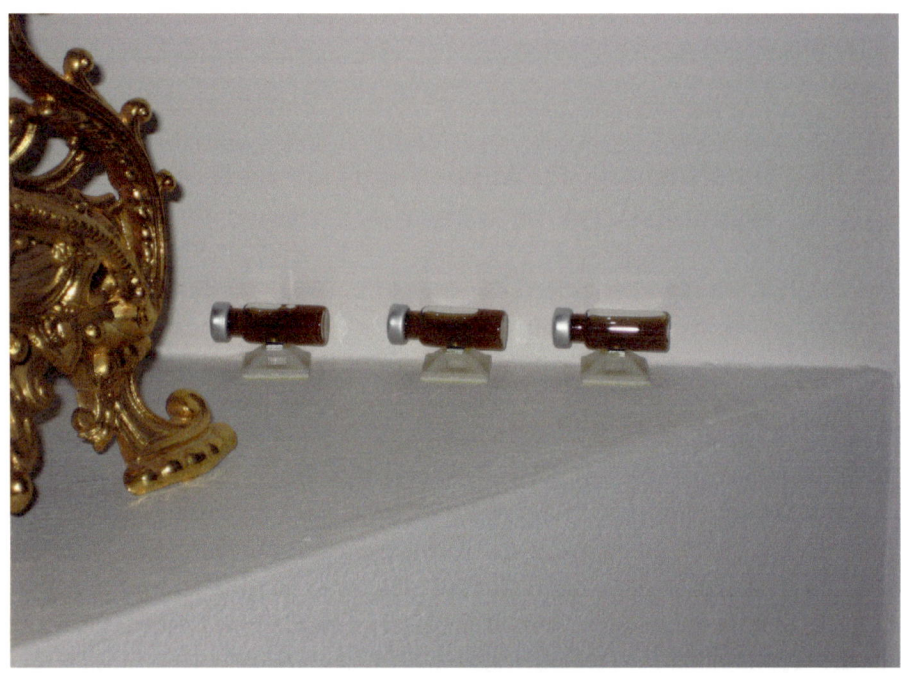

Abb. 5.2.5.2.3.1 Für ein gutes Ergebnis der Schlafplatzsanierung ist die exakte Positionierung der Mistelampullen zwingend erforderlich

den Schwingungsinformationen belastend sein, mit denen der Organismus in Resonanz steht. Dieser Umstand erklärt auch, dass bei einem Ehepaar, das doch über Jahre derselben Geopathie in seinem Ehebett ausgesetzt ist, oft nur *ein* Partner eine Standort bedingte Erkrankung entwickelt.

Daher wurde ein modifiziertes Sanierungskonzept entwickelt:

Zunächst wurden mit Hilfe des Körperscans nach Lüdeling (Kapitel 4.2.2.1) die beiden stärksten linksdrehenden Belastungsfrequenzen ermittelt. Anschließend wurde das Zimmer einer allgemeinen Begutachtung unterzogen. Generell sollten sich an einem Schlafplatz möglichst keine antennenähnlichen Gegenstände befinden, wie etwa metallene Kleiderständer, Bügel etc. Ferner sollten keine technischen Geräte (Fernseher, Radios, Computer) und vor allem keine Sendegeräte (Schnurlostelefone, Handys) am Schlafplatz vorhanden sein. Auch das zunehmend beliebte WLAN sollte nur bei Bedarf eingeschaltet werden oder doch mindestens vor dem Schlafengehen ausgeschaltet werden.

Danach schloss sich eine *quantitative* Bewertung des Schlafraumes an. Nach in-

ternationalen Empfehlungen sollte die elektromagnetische Felddichte am Schlafplatz unter einem Mikrowatt pro Quadratmeter liegen. Diese Anforderung wird
schon beim Betrieb eines Schnurlos-Telefons (DECT-Standard) oder eines WLAN
nicht mehr erfüllt. Durch die bloße Empfehlung, in der Nacht Schnurlos-Telefone
bzw. WLAN auszuschalten konnte der Autor viele Fälle von chronischen Kopfschmerzen, Rückenschmerzen und Muskelverspannungen »heilen«.

Die *qualitative* Schlafplatzsanierung beschränkte sich dann auf die Modulation
der linksdrehenden Schwingungsinformationen des Orthogonalgitters Westen,
des Diagonalgitters Südwesten, der beiden zuvor ermittelten Hauptbelastungs-
frequenzen, sowie des Lecher-Antennen Einstellwertes 6,9 (»Regeneration«). Abb.
5.2.5.2.3.1 zeigt Mistelampullen, die nach Ausmessung mit der Lecher-Antenne
exakt positioniert werden müssen, um den gewünschten energetischen Modu-
lationseffekt entfalten zu können.

Vor Durchführung der Maßnahme wurde der Regulationsscore ermittelt, wie in
Kapitel 5.2.5.2.1 beschrieben. Drei Nächte nach Verbesserung der Schlafplatzenergetik wurde der Regulationsscore erneut bestimmt und mit dem Ausgangsbefund
verglichen.

Wie schon bei »Geowave®« konnte auch bei der »Mistel-Methode« nicht bei allen
Probanden eine Verbesserung der Regulationsfähigkeit gemessen werden. Die
Rate der Responder lag jedoch mit 76% höher als bei »Geowave®« (50%) (Abb.
5.2.5.2.3.2). Der durchschnittliche Regulationsgewinn betrug bei der Mistelmethode 14,3% (Geowave®: 20,2%). Bei den Non-Respondern fand sich eine durchschnittliche Abnahme des Regulationsvermögens von 16,3% (Geowave®: 9,1%)
(Abb. 5.2.5.2.3.3).

Zusammenfassend könnte man sagen, dass die Mistelmethode insgesamt zuverlässiger (höhere Responderquote!) arbeitet als Geowave®. Der Regulationsgewinn der Mistelmethode liegt aber durchschnittlich um rund sechs Prozent
niedriger.

Der Vergleich beider Methoden zeigt, dass keine von beiden als unbedenklich
gelten darf. Keine dieser Methoden sollte daher unkontrolliert eingesetzt werden.
Eine Veränderung der Schlafplatzenergie ist kein harmloser Eingriff. Der Effekt
jeder Maßnahme muss mit einer unabhängigen Meßmethode wie der nicht-linearen Systemanalyse kontrolliert werden. Ansonsten besteht bei Non Respondern –egal welche Methode angewendet wurde- die Gefahr einer langfristigen
gesundheitlichen Schädigung.

Das kybernetische Modell der nicht-linearen Krankheitsentstehung beinhaltet die

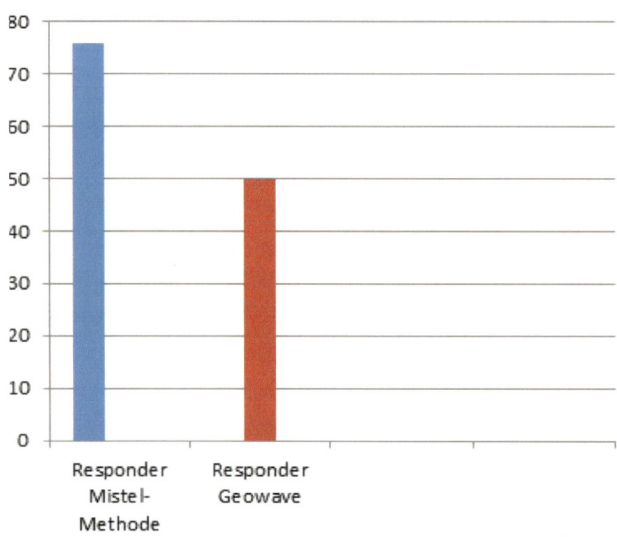

Abb. 5.2.5.2.3.2 Responderraten in Prozent bei Anwendung der Mistel-Methode und von Geowave®

Vorstellung, dass einzelne gesundheitliche Belastungsfaktoren in ganz bestimmten Konstellationen mit anderen Regulationsbelastungen überadditive Effekte entfalten. Gesundheitliche Belastungsfaktoren können also in Abhängigkeit von anderen Kofaktoren ein ganz unterschiedliches krankmachendes Gewicht entfalten.

Dies ist eine von mehreren Erklärungen dafür, dass bei Ehepaaren, die über Jahre hinweg derselben Geopathie ausgesetzt sind, oft nur einer der Partner erkrankt (Vgl. Kapitel 6).

Es scheint daher von besonderer Bedeutung, die krankheitsverursachende Bedeutung von Geopathie stets im individuellen Kontext einer umfassenden nichtlinearen Systemanalyse der Gesamtregulation des Organismus zu würdigen.

Den Einfluss der Geopathie kann man global vielleicht am ehesten mit dem Tabakrauchen vergleichen: generell ist es dem Organismus nicht zuträglich. Kommen weitere Regulationsbelastungen wie Alkoholmissbrauch, psychomentaler Stress oder eine genetisch bedingt schlechte Entgiftungsfähigkeit hinzu, wird es die Entstehung schwerster Krankheiten wie ein Brandsatz beschleunigen. Umgekehrt kann eine stabile psychische Verfassung, eine gesunde Ernährung oder Ausgleichssport die krankmachende Wirkung des Rauchens abfedern.

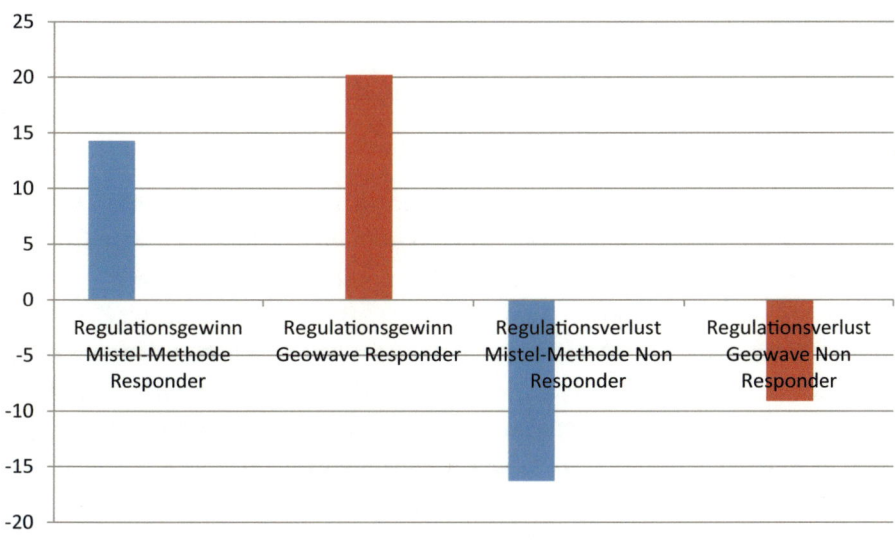

Abb. 5.2.5.2.3.3 Durchschnittlicher Regulationsgewinn bzw. -verlust von Mistelmethode und Geowave® im Vergleich

Wie auch immer: da im Einzelfall der krankheitsfördernde Effekt schwer zu beurteilen ist sollte man beides vermeiden: Tabakrauchen und Geopathie!

Es ist an der Zeit, den gesundheitlichen Risikofaktor »Schlafplatz« als Problem wahrzunehmen und seine Beseitigung als integralen Bestandteil einer ganzheitsmedizinischen Gesundheitsfürsorge zu verankern. Dabei ist auf den Gebieten der biologischen Wirkmechanismen und der Methoden zur Beeinflussung von Geopathie noch erhebliche Forschungsarbeit zu bewältigen.

Die nachfolgenden Fallbeispiele sollen zeigen, welchen Benefit eine kontrollierte Schlafplatzmodulation im Einzelfall entfalten kann.

6   Fallbeispiele

6.1 Patient A.K., 46 Jahre, Verdauungsbeschwerden durch Pankreasbelastung

Der Patient klagte zum Zeitpunkt der Erstuntersuchung mit dem Oberon-System über unklare Oberbauchbeschwerden. Die seit mehreren Monaten bestehenden Beschwerden blieben trotz gründlicher Blutuntersuchung, Abdomen –CT und Endoskopie ätiologisch unklar. Symptomatische Therapieversuche mit Protonenpumpeninhibitoren und Metoclopramid brachten keinen durchgreifenden Erfolg. Die nicht-lineare Systemanalyse zeigte am 09.09.2011 eine deutliche regulative Belastung (Stufe 5) der Bauchspeicheldrüse (Abb. 6.1.1). Neben einigen Nahrungsmittelunverträglichkeiten erwies sich das Pankreas in erster Linie als geopathisch belastet: neben zahlreichen anderen energetischen Belastungsfaktoren trugen

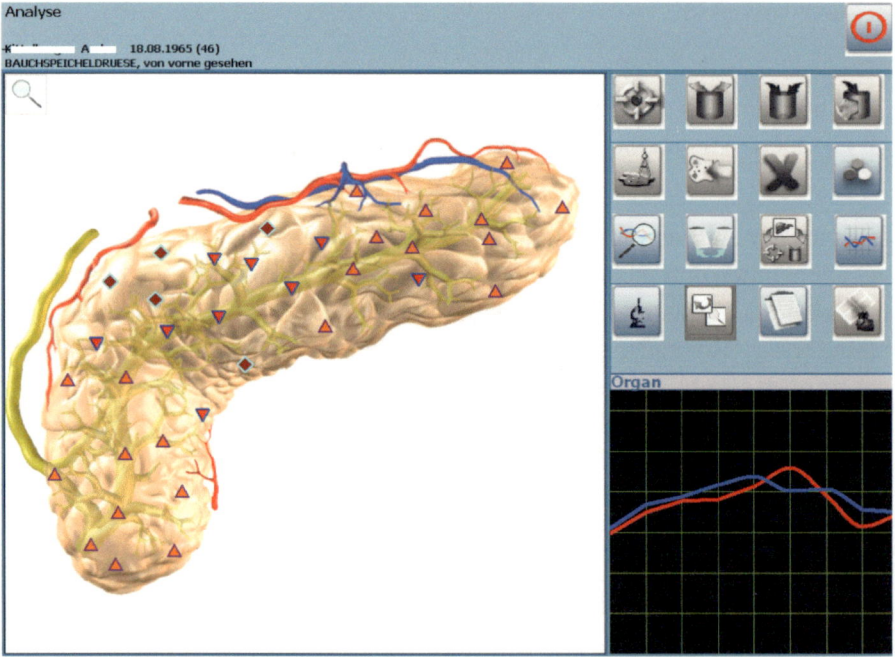

Abb. 6.1.1 Regulationsbelastung der Bauchspeicheldrüse Stufe 5 -braune Vierecke-, Pat. A.K. zum Zeitpunkt der Erstuntersuchung

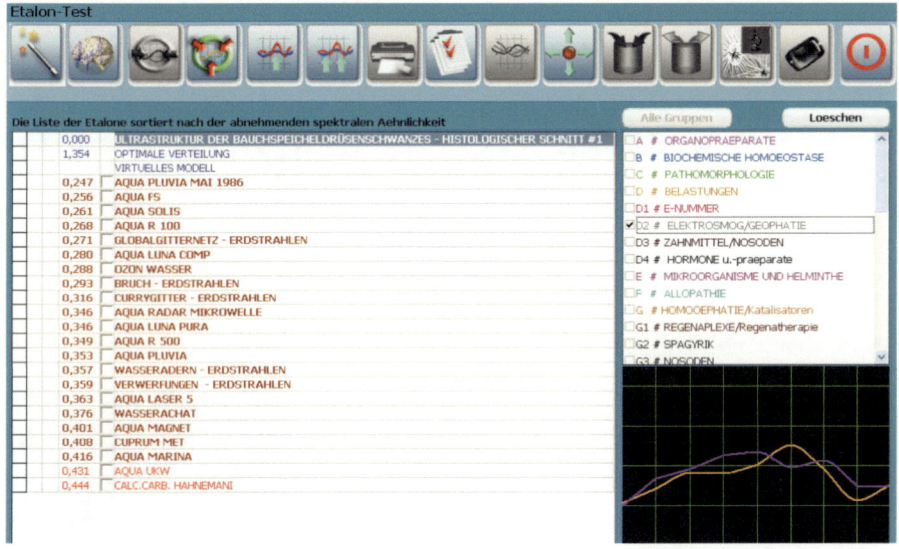

Abb. 6.1.2 Liste der relevanten geopathischen Belastungsfaktoren -brauner Fettdruck- Pat. A.K. am 9.9.2011

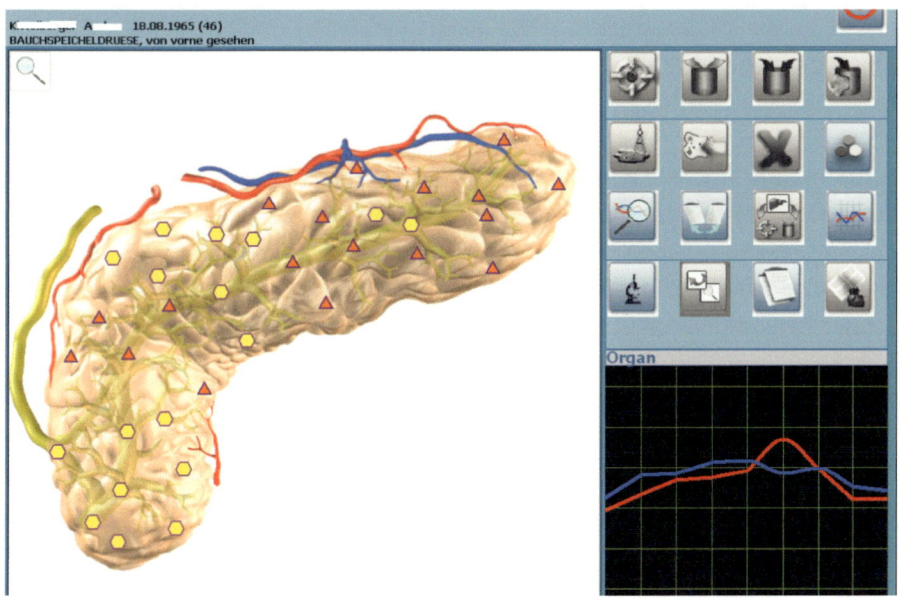

Abb. 6.1.3 vier Tage nach energetischer Schlafplatzmodulation mit der Mistelmethode. Verbesserung der Regulation um 60 Prozent,

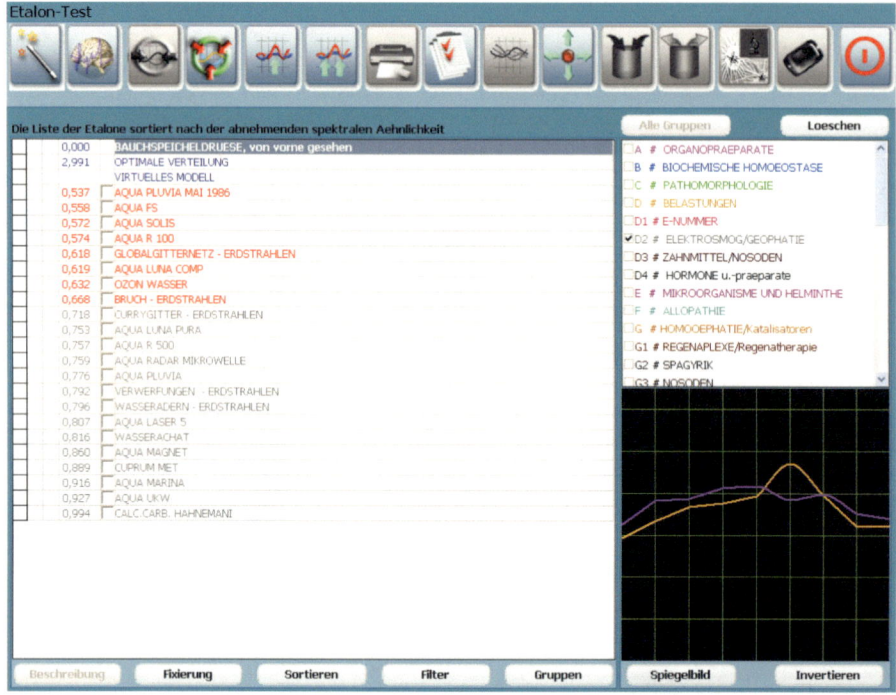

Abb. 6.1.4 nach energetischer Schlafplatzmodulation sind mit dem Oberon System keine relevanten geopathischen Belastungsfaktoren mehr erkennbar

insbesondere Wasseradern, Globalgitternetz, Verwerfungen und das Currygitter zu dieser Belastung bei (Abb. 6.1.2).

Die virtuelle Elimination der Geopathie mit Hilfe des Oberon-Systems quantifizierte die Einflussgröße der Geopathie auf das Pankreas mit 85%. Der für das Alter des Patienten ungewöhnlich niedrige Regulationsscore von 31 wies auf eine regulative Starre hin.

Noch am Tage der Erstuntersuchung erfolgte die energetische Schlafplatzmodulation. Die quantitative Untersuchung auf Elektrosmog zeigte eine Belastung von 2-3 µW/m², die nach Ausschalten eines DECT-Telefons älterer Bauart auf den zulässigen Grenzwert von 1 µW/m² sank.

Danach wurde eine qualitative Schlafplatzmodulation mit der Mistelmethode durchgeführt wie in Kapitel 5.2.5.2.3 beschrieben.

Am 13.09.2011 erfolgte die Kontrolluntersuchung mit dem Oberon-System. Die Regulationsbelastung des Pankreas hatte sich um 60% gebessert, Messpunkte

94

der Belastungsstufe 5 waren nicht mehr nachweisbar (Abb. 6.1.3). Oberon erkennt nun keine relevanten geopathischen Belastungsfaktoren mehr (keine fettbraun gedruckten Faktoren mehr auf der Liste) (Abb. 6.1.4). Der Belastungsscore war von 31 auf 35 Punkte gestiegen. Dies kann als Ausdruck einer verbesserten Regulationsaktivität –ausgehend von einer Starre-Situation- interpretiert werden.

Parallel zur energetischen Schlafplatzmodulation wurde eine Ernährungsumstellung vorgenommen. Allein diese beiden Massnahmen waren ausreichend, um die seit Monaten bestehenden Beschwerden zu beseitigen. Eine medikamentöse Therapie –weder chemisch, noch phytotherapeutisch, noch homöopathisch!- war in diesem Fall erforderlich.

6.2 Patientin E.Sch., 71 Jahre, Sinu-bronchiales Syndrom, chronische Bronchitis

Die Patientin litt bereits seit mehreren Jahren an wiederkehrenden Entzündungsschüben der Nasennebenhöhlen im Wechsel mit Bronchitiden. Die Beschwerden zeigten unterschiedliche Intensität, die Patientin war aber nie ganz beschwerdefrei. Mindestens bestand immer ein Druckgefühl im Bereich der Kieferhöhlen.

Die Untersuchung mit dem Oberon-Gerät zeigte einen Regulations-Score von 209, was für eine Patientin diesen Alters eine normale Regulationsaktivität widerspiegelt. Die Bronchien erwiesen sich als das maximal belastete Organ. Hier fanden sich zahlreiche Entropiepunkte mit der Regulationsstufe »fünf« und »sechs«. Die virtuelle Modellrechnung, mit deren Hilfe das Oberon-Gerät den Einfluss der Geopathie für die Gesamtbelastung des Organes berechnet, ergab eine Regulationsverschlechterung von 82% (Abb.6.2.1).

Die energetische Schlafplatzmodulation wurde mit der Mistel-Methode durchgeführt. Auch hier fand sich wieder eine unspezifische Elektrosmogbelastung durch ein DECT Telefon. (Elektrosmogbelastungen finden sich in modernen Wohnungen eigentlich nur noch durch WLAN und DECT Telefone. Die Elektroverkabelung an sich ist heutzutage derart gut abgeschirmt, dass von ihr keine Elektrosmogbelastung ausgeht. Eine Elektrosmogbelastung durch Elektroverkabelung hat der Autor nur in Häusern gefunden, die älter als fünfzig Jahre waren.)

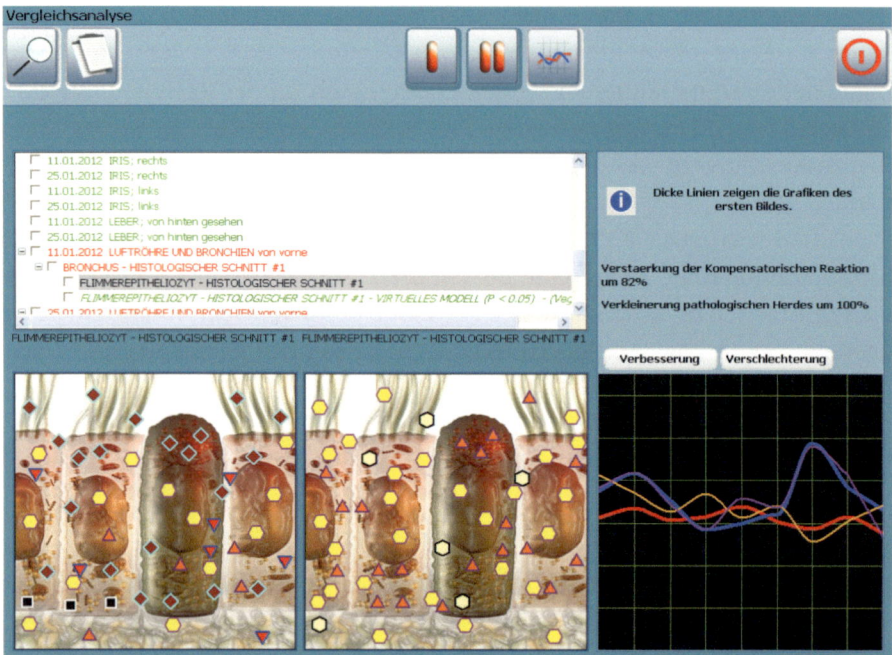

Abb. 6.2.1 virtuelle Vergleichsanalyse des Regulationszustandes der Bronchialzellen mit und ohne geopathische Belastung

Zwei Wochen nach der energetischen Schlafplatzmodulation wurde eine Kontrolluntersuchung vorgenommen. Der Regulations-Score war jetzt von 209 auf 152 gesunken. Das entspricht einer Verbesserung von 27,2 %. Wie die virtuelle Modellrechnung zeigte, war das Bronchialgewebe nach der Schlafplatzmodulation nur noch zu 43 % durch Geopathie belastet (vorher 82 %). Das entspricht in etwa einer Halbierung der Regulationsbelastung durch Geopathie. Die Erfahrung aus vielen weiteren Schlafplatzmodulationen zeigt, dass eine noch weitergehende Reduktion geopathischer Einflüsse offenbar nicht möglich ist. Eine komplette »Abschirmung« von »Erdstrahlen« scheint also weder möglich, noch wünschenswert, da der biologische Organismus ohne externe Zufuhr von Schwingungsenergie nicht überlebensfähig ist (Vgl. Kapitel 5.2.3). Ziel der energetischen Schlafplatzmodulation sollte insoweit eine optimale Regulation und eine Entlastung von individual-spezifischen krankmachenden Schwingungsinformationen sein.
Weitere vier Wochen später hatte sich der Regulations-Score von Frau Sch. nochmals von 152 auf 142 gesenkt. Bis zu diesem Zeitpunkt waren auch die klinischen

Beschwerden der Patientin verschwunden und sind auch nach einem halben Jahr der Nachbeobachtung nicht wieder aufgetreten. Die energetische Schlafplatz-Modulation wurde begleitet durch eine Ernährungsumstellung und homöopathische Arzneimittel.

7   Haftung

Sämtliche Angaben und Überlegungen dieses Buches sind nach bestem wissenschaftlichen Können des Autors gemacht. Sie beruhen auf mehr als dreißigjähriger Berufserfahrung als Arzt und wurden an zehntausenden von Patienten gewonnen. Der beste Lehrmeister des Arztes ist der Patient. An dieser Stelle danke ich allen meinen Patienten für das Vertrauen, welches sie mir in all diesen Jahren entgegengebracht haben. Die Angaben und Überlegungen dieses Buches stimmen jedoch zum allergrößten Teil nicht mit den Auffassungen der so genannten Schulmedizin überein. Der Autor kann daher keinerlei Gewähr für die im Buch gemachten Untersuchungs- und Behandlungsmethoden übernehmen. Es bleibt in der alleinigen Verantwortung des Lesers, alle Inhalte und Angaben dieses Buches einer eigenen kritischen Prüfung zu unterziehen. Wendet der Leser irgendeine Untersuchungs- oder Behandlungsmethode dieses Buches an Patienten an, so geschieht dies auf seine eigene Verantwortung und Haftung.

8   Bildquellen

Sämtliche Abbildungen, Tabellen und Grafiken ohne Angabe einer Quelle sind vom Autor selbst erstellt. Die Urheberrechte liegen beim Autor.

Bilder, Tabellen und sonstige Grafiken mit Angabe der Quelle gelten als wissenschaftliche Zitate, um wissenschaftliche Aussagen dieses Buches zu belegen. Es ist in keiner Weise beabsichtigt, irgendwelche Urheberrechte zu verletzen.

Abmahnungen im Hinblick auf textliche oder bildliche/grafische Aussagen können ohne vorherigen Kontakt oder Absprache nicht akzeptiert werden.

Sollte der Inhalt oder die Aufmachung dieses Buches gesetzliche Bestimmungen oder die Rechte anderer Personen verletzen, bittet der Autor um eine entsprechende Nachricht ohne jegliche Kostennote.

Richten Sie diese Nachricht bitte an Dr.med.Johannes Ebbers, Akazienstr.1, 52353 Düren, senden Sie ein Fax an +492421-207889 oder rufen Sie den Autor unter der Nummer +492421-10440 an. Der Autor versichert, beanstandete Bilder, Texte oder Links unverzüglich zu berichtigen oder zu entfernen, ohne dass hierzu die Einschaltung eines Rechtsbeistandes erforderlich ist. Die Einschaltung eines Anwaltes zur Erzielung einer kostenpflichtigen Abmahnung gegen den Autor entspricht nicht dem wirklichen oder mutmaßlichen Willen des Autors und würde damit einen Verstoß gegen §8 Abs.4 UWG (§242 BGB) wegen Verfolgung sachfremder Ziele als beherrschendes Motiv der Verfahrenseinleitung, insbesondere der Kostenerzielungsabsicht als eigentliche Triebfeder, sowie einen Verstoß gegen die Schadenminderungspflicht darstellen.